双色图文版

身心同养保安康

妙用食物治百病

土荣华◎主编

赵翔凤◎副主编

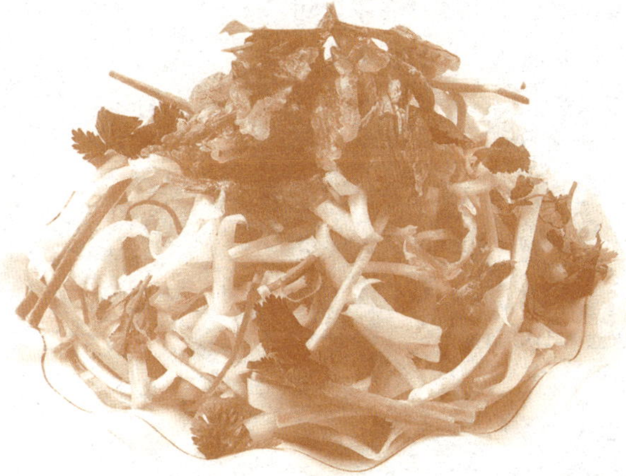

中国科学技术出版社

·北 京·

图书在版编目（CIP）数据

妙用食物治百病 / 土荣华主编 . -- 北京 : 中国科学技术出版社 , 2017.5（2024.7 重印）

ISBN 978-7-5046-7458-6

Ⅰ . ①妙… Ⅱ . ①土… Ⅲ . ①食物疗法—验方 Ⅳ . ① R247.1

中国版本图书馆 CIP 数据核字（2017）第 070112 号

策划编辑 崔晓荣 卢紫晔
责任编辑 曹小雅
封面设计 宋双成
责任校对 龚利霞
责任印制 李晓霖

出　　版 中国科学技术出版社
发　　行 中国科学技术出版社有限公司
地　　址 北京市海淀区中关村南大街16号
邮　　编 100081
发行电话 010-62103130
传　　真 010-62179148
网　　址 http://www.cspbooks.com.cn

开　　本 720mm×1000mm 1/16
字　　数 240千字
印　　张 19.25
版　　次 2017年5月第1版
印　　次 2024年7月第1版第2次印刷
印　　刷 唐山富达印务有限公司
书　　号 ISBN 978-7-5046-7458-6/R·2023
定　　价 39.00元

内容提要

编者以食疗食养为出发点，立足于传统中医食疗理论，介绍了春夏秋冬食疗方、五脏保养食疗方、小儿疾病食疗方、男科疾病食疗方、女性疾病食疗方、老人疾病食疗方、常见病食疗方等内容，帮助广大读者日常对症调理、保养身心。本书介绍的食疗方所需食材均为常用之品，制作简便，适合各界热爱健康的人士参考阅读。

前言 Foreword

你有过更年期失眠的烦恼吗？喝莲子花生豆浆就能让你美美地睡个好觉。你家宝宝患过风热咳嗽吗？川贝雪梨汤有清热散结、生津润燥、化痰止咳的功效，能有效改善宝宝的不适症状。女性朋友常被痛经困扰，山楂红糖水能为她解烦忧。男性易患前列腺增生，经常食用郁李仁粥，具有润肠通便、利水消肿的作用，有利于症状改善……那些看似普通的日常食物，其实就是你梦寐以求的“灵丹妙药”。

食物是大自然恩赐给人类的“精华素”，它们不仅以甘润之味营养着人类的机体，更凭借其寒、热、温、凉之性及其他独特功效医治人类的各种病痛。可见，吃是一门大学问。如果我们能正确利用食物，食物就能成为我们养生保健、防治疾病的最好医药；相反，如果不懂得科学饮食，则有可能徒生疾病。

《妙用食物治百病》是在吸取了大量鲜活的养生理念、养生方法基础上精心整理而成的。本书立足于传统中医食疗理论，以对症饮食为主线，对食疗常识、春夏秋冬如何食疗、保养五脏如何食疗、小儿疾病怎么食疗、男科疾病怎么食疗、女性疾病怎么食疗、老人疾病怎么食疗、常见病怎么食疗等方面做了详细介绍，帮助你对症调理、保养身心。总之，书中介绍的食疗方既可强健体魄，又可疗养疾病。

需要提醒的是，虽然坚持正确的饮食调养对一些慢性疾病，如糖尿病、高血压、便秘、贫血等症，是比较有效的疗养方法，但对其他严重病症，食疗的作用是有限的。所以，患者应当相信现代医学技术，定期去医院进行全面检查，听从医师建议，配合医师治疗，合理安排饮食。万不可讳疾忌医，以免病情恶化。

编　者

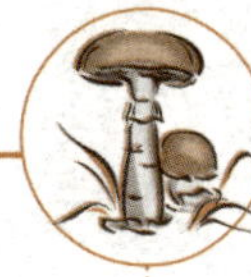

目录 Contents

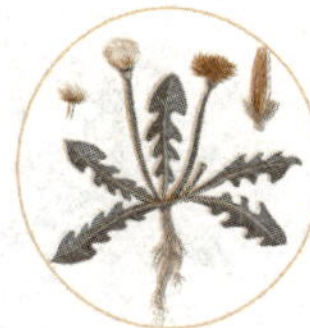

第 3 章　靓汤粥膳，春夏秋冬吃对“家常便饭”

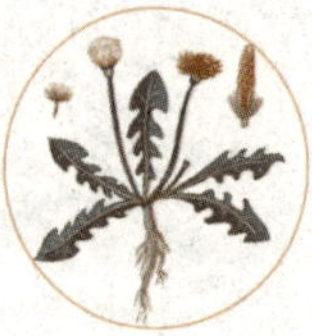
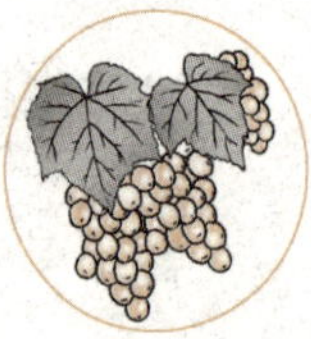

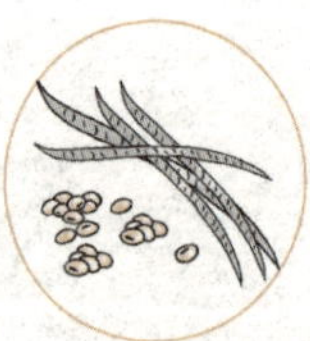
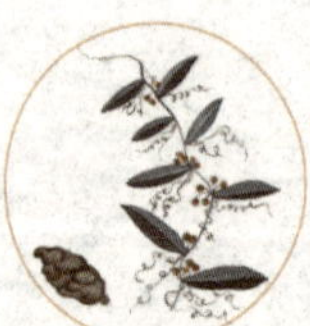

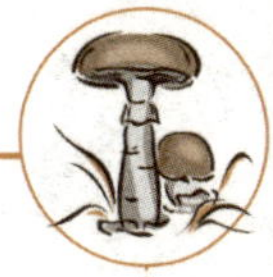

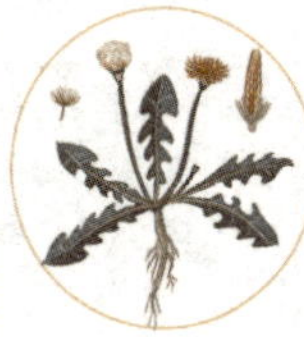

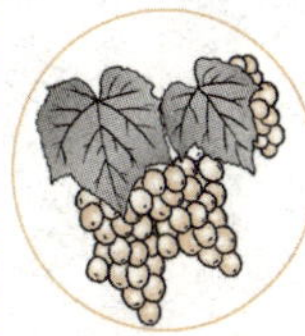

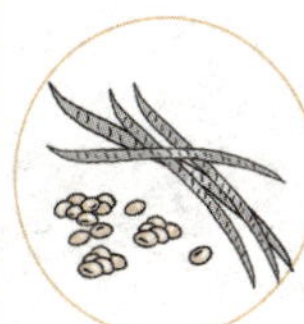

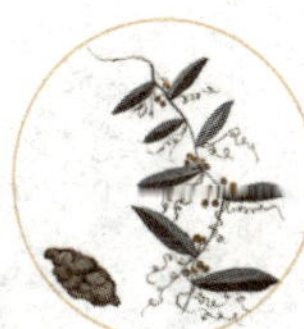

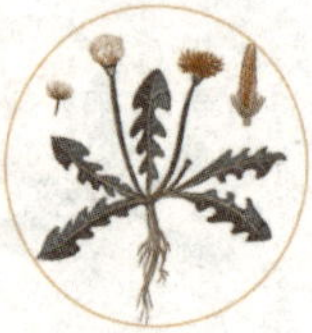
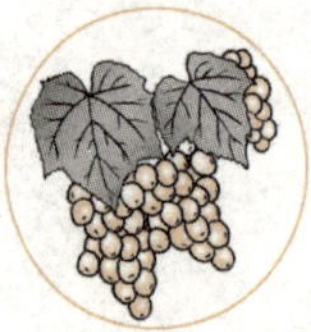

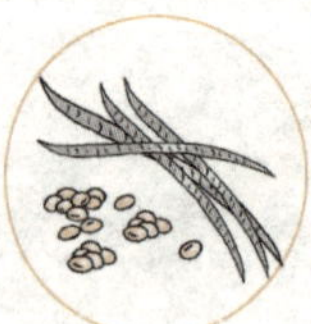
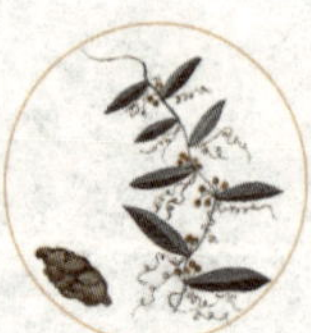

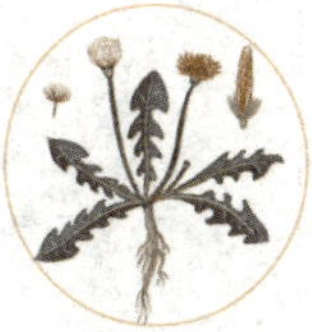

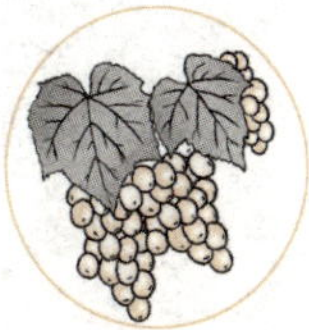

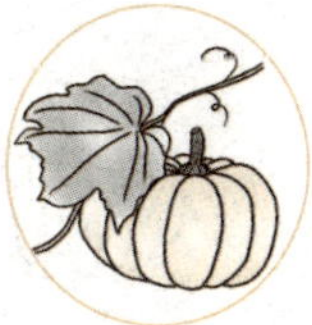

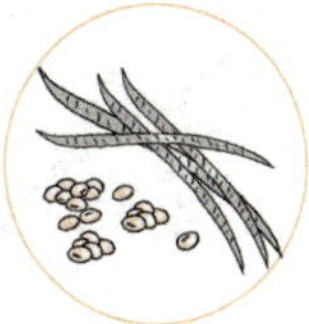

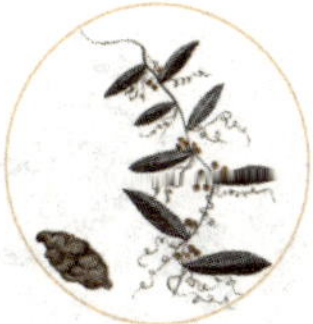

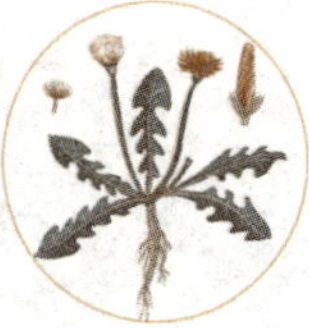

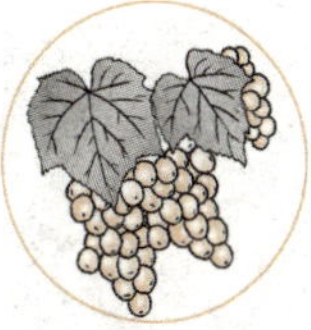

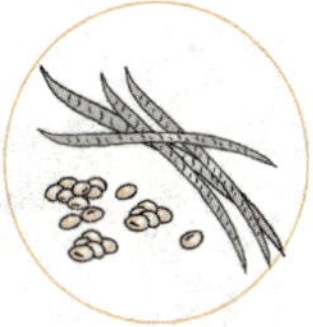

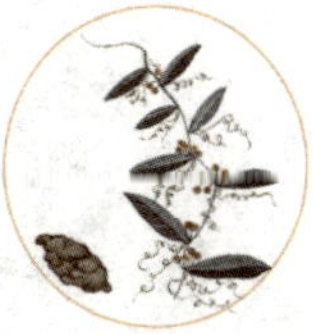

第 1 章

食疗养生，日常饮食吃对是关键

吃饭，可以说人人都会。“民以食为天”，每个人都不能不吃饭。但是，如何吃饭，也是大有学问的。《千金要方》中说：“饮食以时”意思就是说，饮食一定要定时，有规律，这样才能使身体及时获得维持生命的营养素。那么，食疗养生，应如何正确饮食呢？

食疗益处：食补胜于药补

药补虽然功效显著、调理有序，但俗话说“是药三分毒”，不管是药性如何温和的中药，都有或多或少的毒性。且药补对于火候的掌握非常讲究，偏差毫分都有可能对身体造成伤害，具有一定的风险。食补相对于药补来说，更安全，更温和，对身体的伤害更小。食补就是利用食物营养功效，结合身体情况，通过膳食来达到调节身体功能、增强抵抗力的方法。因此食补的确更胜于药补。

豆浆方：营养丰富，健康的养生饮品

豆浆是千百年来我国百姓家常享用的一道日常饮品，但在当今却备受瞩目，成为时尚与健康的养生饮品，其原因就在于豆类中富含的八大营养元素。

豆浆中的主要原料来自豆类，根据豆类的营养成分和含量可分为两类：一是大豆类，包括黄豆、青豆、黑豆、花豆等；二是杂粮类，包括豌豆、扁豆、刀豆、绿豆、豇豆、红小豆、蚕豆等。

大豆植物蛋白

大豆类产品所含的蛋白质属于“优质蛋白”，能辅助降低胆固醇、抗动脉硬化，对于高血脂人群来说是绝佳的选择。

异黄酮

异黄酮主要存在于豆类植物中，它与雌激素有相似的结构，也被称作植物雌激素。它具有降低乳腺癌发病风险、抵抗自由基的作用。因此能延缓衰老，有效改善骨质疏松、女性更年期综合征、心血管疾病、肿瘤等症。

大豆卵磷脂

大豆卵磷脂被称作“天然脑黄金”，它能辅助人体细胞、脂质的代谢。豆浆中的卵磷脂对智力发育期的儿童、心脑血管疾病患者和老年人有很好的补益作用。

大豆膳食纤维

大豆膳食纤维是大豆中那些不能为人体消化酶所消化的大分子糖类的总称，主要包括纤维素、果胶质、木聚糖、甘露糖等。豆浆中的膳食纤维可以有效促进肠蠕动，增强消化功能，还有降低胆固醇的作用。

大豆皂素

大豆皂素是一种植物性激素，可以调节人体性激素水平，提高免疫能力，延缓衰老。此外，据科学研究发现，皂素对多种癌细胞都有抑制作用，常饮豆浆可抗癌，防止癌细胞在体内发生病变。

不饱和脂肪酸

豆浆中的不饱和脂肪酸能防止体内脂肪堆积，抑制脂肪吸收，促进脂肪分解，预防肥胖。具有补虚润燥、清肺化痰、通畅肠胃的作用，能降低血液中的胆固醇，防止动脉硬化，预防心脑血管疾病、糖尿病等。

矿物质

豆浆中富含多种矿物质元素，包括钙、铁、硒、锌等，是人体不可缺少的营养素，尤其是钙的含量，虽不及豆腐高，但比其他任何乳类都丰富。豆浆中的钙能明显降低骨质疏松的发生；含有的铁能预防缺铁性贫血，令肌肤红润；含有的镁能缓解神经紧张、情绪不稳等；含有的磷是维持牙齿和骨骼健壮的必要物质。此外，豆浆是防治高血脂、高血压、动脉硬化等疾病的理想食品。

大豆低聚糖

大豆低聚糖是大豆中所含的可溶性碳水化合物的总称。大豆低聚糖是一种低甜度、低热量的甜味剂，它能加速胃肠蠕动，促进肠道内双歧杆菌增殖，抑制肠内腐败物质的生成，具有防治便秘和腹泻的双重功效。此外，长期摄入大豆低聚糖能降低血清胆固醇，减少体内有毒代谢物质产生，保护肝脏。

豆浆中的营养可谓是非常丰富，如果将五谷杂粮随意搭配制成花色豆浆，不仅能使五谷中的营养利于人体吸收，而且也满足了每个人的口味，使健康伴你一生。

粥膳方：养生保健，世间第一补人之物

粥也称糜，是一种用稻米、小米或玉米等粮食煮成的黏糊的食物，是东方餐桌上的主食之一。粥有两种类型，一种是单纯用米煮成的，另一种是用中药和米煮成的，这两种粥都是营养粥，后者因为加入中药，所以又叫药粥。药粥是中国医学宝库中的一部分。

古人把粥看成是养生保健、益寿延年的补益妙品，并称之为“世间第一补人之物”。粥不仅富含水分，易于消化吸收，而且品种多样，功效不同，不同体质及不同生理状态的人，都适宜长期食粥调补。

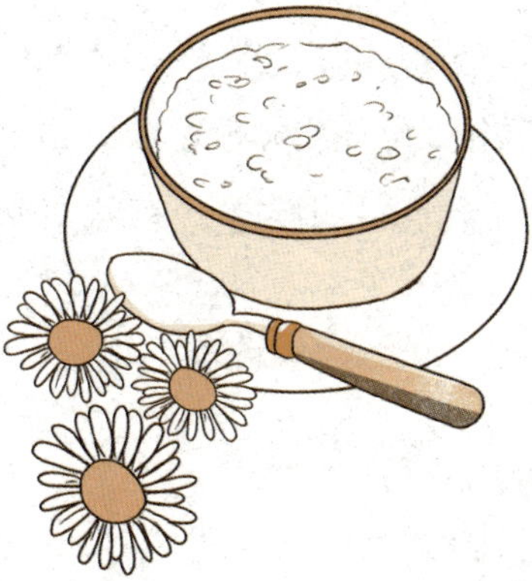

粥本身就很有营养价值，古人往往制成药粥，既可保健养生，又有治病之功。各种粥品具有不同的防病保健的功效。例如，粳米粥能补脾益气，养胃生津；黄米粥能和中健脾，补气养血；红豆粥可健脾益胃，补血养心；莲子粥可补心宁神，益气固精等。

下面介绍喝粥的五种好处。

容易消化

白米熬煮温度超过60℃就会产生糊化作用，熬煮软熟的稀粥入口即化，下肚后非常容易消化，肠胃功能较弱或溃疡患者，平日应少食多餐、细嚼慢咽，很适合喝稀粥调养肠胃。

增强食欲、补充体力

生病时食欲缺乏，清粥搭配一些色泽鲜艳又开胃的食物，如梅干、甜姜、小菜等，既能促进食欲，又为虚弱的患者补充体力。

防治便秘

现代人饮食精致又缺乏运动，多有便秘症状。稀粥含有大量的水分，平日多喝粥，除能果腹止饥之外，还能为身体补充水分，有效防治便秘。

预防感冒

天冷时，清早起床喝上一碗热粥，可以帮助保暖，增强身体御寒能力，能预防受寒感冒，对于喉咙不适、嗓子疼痛的人，温热的粥汁能滋润喉咙，有效缓解不适感。

延年益寿

喝粥可以延年益寿。五谷杂粮熬煮成粥，含有更丰富的营养素与膳食纤维，对于年长、牙齿松动的人或患者来说，多喝粥可防小病，因此是保健养生的良方。

药膳方：药食同源，养生治病一起来

药膳是由药物、食物和调料三部分组成，经过烹饪加工制成的一种具有食疗作用的膳食。它是中国传统的医药知识与烹调经验相结合的产物，取药物之性，借食物之味，“药借食力，食助药威”，二者相辅相成，相得益彰。

药膳有以下特点。

防治兼宜，效果显著

药膳既可强身防病，又可治病，这是有别于药物治疗的特点之一。药膳尽管是平和之品，但其防治疾病和健身养生的效果却是比较显著的。如人参百合粥不仅有益气养阴、清心润肺的保健功效，还能治疗胸闷气短、久咳喘嗽、心烦、失眠、自汗、盗汗、惊悸等症。

辨证施食，注重整体

所谓“辨证施食”“注重整体”，即在运用药膳时，首先要全面分析患者的健康状况、体质、患病性质、季节时令、地理环境等多方面情况，判断其基本症型；然后再确定相应的食疗原则，给予适当的药膳治疗。例如：慢性胃炎患者，若证属胃阴虚者，则服玉石梅楂饮；证属胃寒者，宜服良附粥等。

良药可口，服食方便

中药汤剂多有苦味，有些人，特别是儿童多畏其苦而拒绝服药。而药膳使用的多为药食两用之品，由药物、食物和调料三部分组成，既保持了药物的疗效又有食品的色、香、味等特性，虽加入了部分药材，但由于注意了药物性味的选择与食物的调配，通过精细的烹调，仍可制成美味可口的药膳，故谓“良药可口，服食方便”。

喝对茶：茶能养生，五色对应养五脏

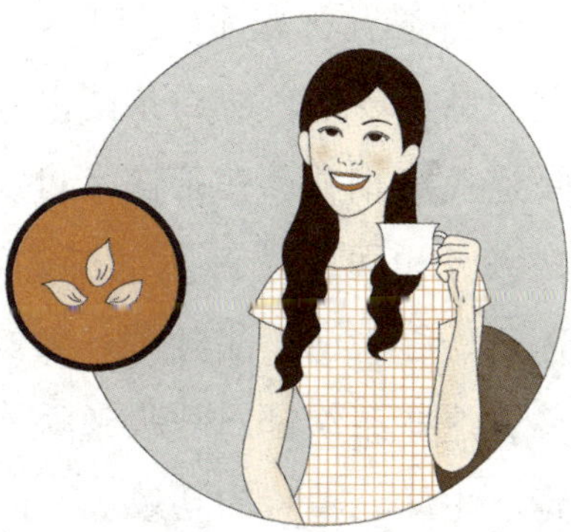

正所谓“茶中蕴五行，养生有讲究”。传统茶有两千余种，外形千姿百态，香气各具特色，滋味风格迥异，功效亦各有不同。按照茶叶花色及加工工艺不同可分为绿茶、红茶、青茶、黄茶、白茶、黑茶、花茶，以及一些用这些茶经过再加工生产的花茶等。中医学认为，选择适合自己的茶品，将茶与五行、五色、五脏、五季相对应，使之和谐一体，能更快达到养生的目的。

绿茶

绿茶五行属木，其口感酸，气味清香。入肝经，肝主血。木对应的五脏是肝，肝开窍于目，木资充盈才能眼睛明亮。因此常饮绿茶，不仅可以明目，还能清血，有效改善人体的肝血循环，起到疏肝理气、清火明目、美容养颜、抗衰老的作用。肝火旺盛的人平时多喝龙井、毛峰、碧螺春等绿茶，或者选择擅入肝经的花草、中药来泡茶，都是非常好的选择。

红茶

红茶五行属火，其性温，口感苦，气味焦香，入心经，表于小肠经。火对应的五脏为心，心主血脉，故红茶能降低心脏病的复发。有心脑血管疾病的人睡前饮用一杯红茶能养心，另外薰衣草茶、酸枣仁茶、远志茶和茉莉花茶都擅入心经，可养心安神，对于治疗失眠、心悸等都有一定疗效。

白茶

白茶五行属金，其口感辛香，气味鲜香，入肺经，通于大肠经。肺主皮毛，故白茶能以表透毒散热。金对应的五脏是肺，与呼吸道疾病相关，在茶饮上可以选择白毫银针、白牡丹、贡眉这样的白茶，也可挑选滋阴润肺的材料泡茶，比如百合花、杭白菊、金莲花、胖大海、甜叶菊、紫罗兰、罗汉果、白茅根、杏仁、款冬花等，这些茶饮都对呼吸道疾病有调养作用，同时还能起到清热、解毒、生津、镇咳的功效。

黄茶

黄茶五行属土，其口感甜，气味香腻，入脾经，通于胃经。土对应的五脏是脾，故黄茶能改善脾胃功能。脾胃不好的人应该常饮黄茶，如君山银针、大叶青、毛尖、黄芽等，也可以选择一些擅入脾经的花草中药材泡茶，如山楂、陈皮、洛神花、丁香、茴香、大枣、藿香等。喝后不仅可开胃健脾，还能调理脾胃功能，对急、慢性胃肠炎都有调养功效。

黑茶

黑茶五行属水，入肾经，走于膀胱经。水对应的五脏是肾，肾为人体动力之源，故保养肾脏主要以“藏”为原则，膀胱经为人体排泄之经脉，黑茶常饮不仅可延年益寿，还能减肥降脂。因此肾虚的人应该多喝黑茶中的普洱茶、沱茶、老青茶等，也可以挑选入肾经、滋阴补肾的花草中药来泡茶，如枸杞子、柠檬、桂圆、桑葚、菟丝子、杜仲、人参花等。

酒健康：因病而异，功效的针对性强

酒，素有“百药之长”之称，在中医学中，酒作为一种辅料，可以对药的多种作用加以引导、改变，将强身健体的中药与酒“溶”于一体的药酒，不仅配制方便，药性稳定，安全有效，而且乙醇（酒精）还是一种良好的半极性有机溶剂，使中药的各种有效成分都易溶于其中，药借

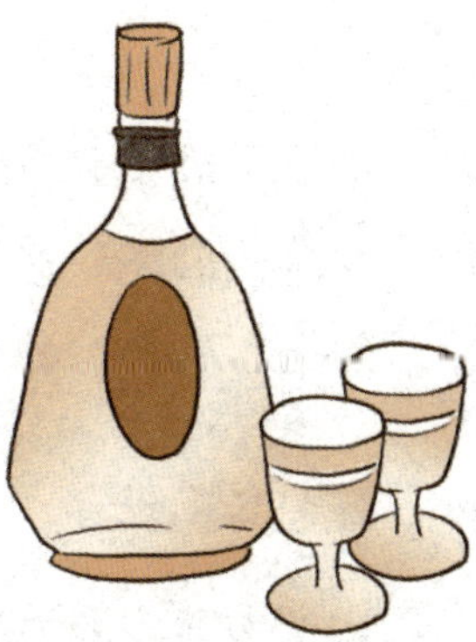

酒力，酒助药势，充分发挥效力，提高疗效，既能防治疾病，又能用于病后辅助治疗。

药酒中药物的配入，是有针对性和选择性的，都是按特定要求加入的，因此配入酒中的药物不同，其药酒的作用也不同。如药性药酒，是以防治疾病为主的药酒，在配方上都有严格细致的要求，是专为疾病而设的；补性药酒，虽然对某些疾病也有一定的防治作用，但主要是对人体起滋补增益作用，促进人体健康，精力充沛，预防病邪袭人。但也有一定要求，是专门为补虚纠偏、调整阴阳而设的。因此每一种药酒都有不同的作用重点，都有其适应范围，在此难以尽述。

药酒越来越受到人们的欢迎，主要有以下几点原因。

适应范围广

药酒既有补益人体之阴、阳、气、血偏虚的补性药酒，也有祛邪治病的药性药酒，凡临床各科190余种常见多发病和部分疑难病症均可疗之；又可养生保健、美容润肤；还可做病后调养和日常饮酒使用而延年益寿。

便于服用

饮用药酒，不同于中药其他剂型，可以缩小剂量，便于服用。有些药酒方中，虽然药味庞杂众多，但制成药酒后，其药物中有效成分均溶于酒中，剂量较之汤剂、丸剂明显缩小，服用起来也很方便。又因药酒多一次购进或自已配制而成，可较长时间服用，不必经常购药、煎药，减少了不必要的重复麻烦，且省时省力。

吸收迅速

因为药物之性(药力)通过酒的吸收而进入人体，通过血液循环周流全身，能较快地发挥治疗作用。临床观察，一般比汤剂的治疗作用快4～5倍，比丸剂作用更快。

能有效掌握剂量

中药汤剂一次服用量不定，有多有少，浓度不一，而药酒是均匀的溶液，单位体积中的有效成分固定不变，按量服用，能有效掌握治疗剂量，一般可放心饮用。

人们乐于接受

酒入药中，可以反佐或缓和苦寒药物的药性，免除了平时服药的苦涩。药酒既没有饮用酒的辛辣呛口，又没有汤剂之药味苦涩，较为平和适用。习惯饮酒的人喜欢饮用，即使不习惯饮酒的人，因药酒避免了药物的苦涩气味，多甘甜爽口，也乐于接受。

容易保存

药酒较其他剂型的药物容易保存，因为酒本身就具有一定的杀菌防腐作用，药酒只要配制适当，遮光密封保存，便可经久存放，不致发生腐败变质现象。

注意事项：胡吃海喝危害健康

许多疾病都与饮食不当直接相关，宋代诗人陆游曾有“多寿只缘餐饭少”的名句。《黄帝内经》中也明确指出，“饮食有节”是“度百岁乃去”的重要条件之一。“以酒为浆”，饮食无度，则是“半百而衰”的重要原因。“饮食自倍，脾胃乃伤”，伤则化源不足，易生百病。因此，应该吃什么、怎么吃是很重要的。

喝豆浆：六大禁忌及五类不适宜人群

喝豆浆的禁忌

一直以来，豆浆普遍作为早餐饮用，“一杯豆浆，两根油条”是许多人早餐的饮食习惯，早晨饮豆浆，一是能为沉睡了一夜的身体补充所需水分，二是喝豆浆有利于肠胃的消化吸收，能将毒素顺利地排出体外。早餐喝豆浆的好处非常多，但需要注意哪些问题呢？

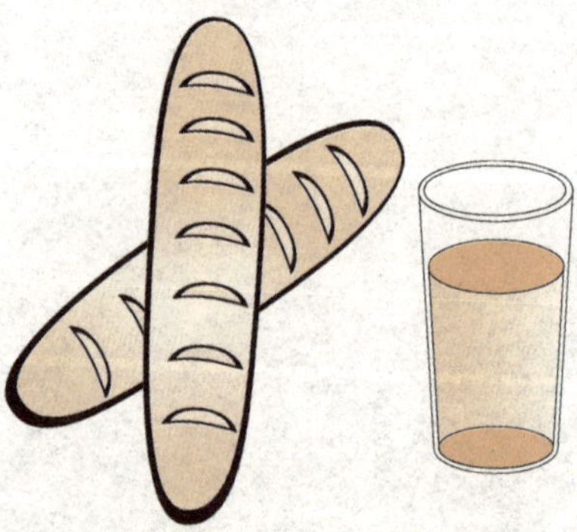

1.早餐喝豆浆最忌空腹

有人认为，空腹喝豆浆容易被人体吸收，也最补养身体，其实这是误区。从营养学角度讲，豆浆富含蛋白质，而当人体空腹喝下后，所含蛋白质会随人体转化为热量而被消耗掉，不能充分起到补益作用。这样，不仅豆浆中的优质蛋白质会被浪费，而且会使体内营养失衡而加重消化系统、泌尿系统的负担，易引起腹胀、腹泻。所以在喝豆浆的同时，应与含糖类（碳水化合物）、淀粉多的食品，如饼干、馒头、面包等共食，或在早饭后1～2小时饮用。这样，豆浆内的蛋白质等能在淀粉的作用下，与胃液较充分地发生酶解，使营养物质被充分吸收而利于人体健康。

2. 没有煮熟的豆浆不能喝

由于生豆浆中含有皂素、胰蛋白酶抑制物等有害物质，未煮熟就饮用，会发生恶心、呕吐、腹泻等中毒症状。因此，豆浆一定要煮熟后才可放心饮用。此外，还需注意的是，在煮豆浆时，豆浆表面产生的泡沫容易造成“假沸”现象，其实，此时豆浆并未煮熟。因此，煮豆浆时务必保证豆浆煮沸5分钟后才可饮用。

3. 喝豆浆不能放红糖

加了白糖的豆浆，很多人都爱喝，但切忌放红糖。因为红糖中含有有机酸，与豆浆中的蛋白质结合后，极易产生变性沉淀物，使蛋白质结块，影响人体对豆浆中的营养的吸收。

4. 豆浆中不可冲鸡蛋

很多人认为，豆浆加鸡蛋会更有营养，所以常用豆浆冲鸡蛋。殊不知，鸡蛋中的蛋清含有的黏液性蛋白会与豆浆中的蛋白质结合而破坏豆浆中的其他营养成分，影响人体对其中营养物的吸收，不利于人体健康。

5. 喝豆浆不宜过量

豆浆是健康饮品，但如果一次饮用太多，易出现过食性蛋白质消化不良，导致腹胀、腹泻等症状。因此，豆浆每次宜饮250毫升左右（约一茶杯）。

6.豆浆不可送服药物

豆浆虽是液态饮品，但其中所含成分较多，有些药物会破坏豆浆里的营养成分，如四环素、红霉素等抗生素类药物。

总之，饮豆浆对人体是有益的，但如何喝也很重要，只有采用健康的饮用方法，才更有利于身体的吸收。

不宜喝豆浆的人群

豆浆是营养丰富而又健康的饮品，但绝非人人都适宜喝豆浆，正如喝牛奶有人会腹泻、腹胀、不消化一样，有些人不适宜喝豆浆。那么，哪些人不宜喝豆浆呢？

(1)急性胃炎、慢性浅表性胃炎患者不宜喝豆浆，以免刺激胃酸分泌过多而加重病情，或者引起胃肠胀气。

(2)肾衰竭患者忌饮豆浆。豆浆中富含的高蛋白，其代谢产物会增加肾脏负担，肾衰竭患者饮用后会加重病情。

(3)脾胃功能差者不宜常饮豆浆。豆浆性凉，脾胃虚寒者喝后，易引起嗳气、肠鸣、腹胀等症状，应少喝或不喝。

(4)虚寒体质者不适宜饮豆浆。豆浆中嘌呤的含量较高，且豆类大多属于寒性食物，所以有痛风、乏力、体虚、精神疲倦等症状的虚寒体质者都不适宜饮用豆浆。

(5)肾功能不全者最好不要喝豆浆。豆浆中的草酸盐可与肾中的钙结合，易形成结石，会加重肾结石的症状，所以肾结石患者也不宜饮用。

烹饪粥：粥食有道，煮白米粥别加碱

生活中常有些人在煮白米粥时，抓些碱放在粥里，大食堂的厨师尤其喜欢这样做，一方面熟得快，另一方面加碱后煮出来的粥更加黏稠好吃，口感又好。但是，用现代营养科学观点来衡量煮粥放碱这一事情，就会发现，这样煮出的粥损失了很多营养素。人体中必不可少但又无法自身合成的水溶性维生素，对人的生理作用是极其重要的，它们是维生素B_1、维生素B_2、烟酸和维生素C等。它们都有一个共同的物理特性,就是在酸性溶液中很稳定,即使加热也不会分解，而在碱性环境中很容易被分解破坏，即使温度不是太高也是如此。煮粥放碱，显然改变了粥汤中的酸碱环境，促使食物中的水溶性维生素遭受严重破坏。煮粥几乎是每天都要做的事情,若每次都将其中的维生素损失掉,其后果是不堪设想的。我们知道,体内缺乏某种维生素，就会患相应的维生素缺乏症，何况一下子缺乏那么多的重要维生素，其患病的可能性就更大了。

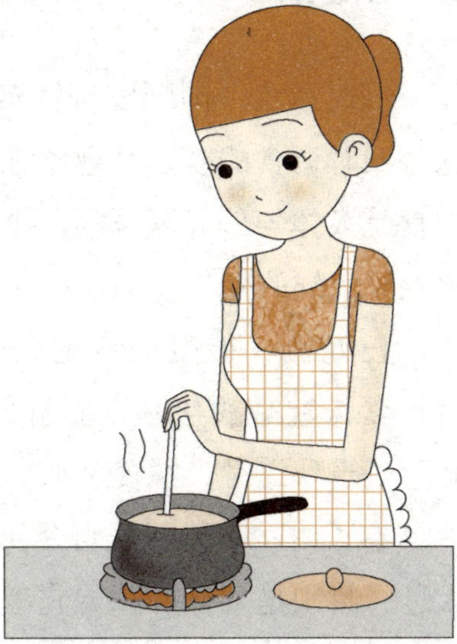

维生素B_1、维生素B_2是人们极易缺乏的维生素，它们在中性和酸性环境中对热较稳定，而在碱性溶液中对热极不稳定，如在$pH>7$的环境（即碱性环境）加热，能使大部分或全部维生素B_1受到破坏，失去活性；同时碱性环境会影响人体对无机盐的吸收和利用。这不但会使人们患脚气病和便秘，而且维生素B_1对神经组织及精神状态有十分重要的影响，被称为精神营养素，不足时还会产生疲倦、健忘、焦虑不安等症状。由此而知，煮白米粥时一定不要加碱。

做药膳：四季饮食原则

四时调食，即顺应自然界四时之变化，适当调节自己的饮食。这种四时调食的观点是建立在中医养生学整体观念的基础之上的。饮食是人体与外界联系的一个方面，所以在饮食方面也应适应自然界四时气候的变化，而作相应的调整。

丘处机《摄生消息论》分四季论养生之道，他说，“当春之时，食味宜减酸益甘以养脾气”“当夏饮食之味宜减苦增辛以养肺”“当秋之时，饮食之味，宜减辛增酸以养肝气”等等。

春三月，人体肝气当令，所以饮食宜减酸增甘，以免肝气生发太过，特别是素体肝阳偏亢者，春季最易复发，故除了注意饮食调节外，最好以药物预防，可用甘味食物养脾气。

夏三月，天气炎热，人体消化功能下降，故宜吃清淡、易消化的食物，特别是要注意多吃些营养丰富的蔬菜、水果等。夏天出汗较多，津液相对匮乏，故适量饮用“绿豆汤”等冷饮，补充水分、清热解暑。但冷饮不宜过量，否则有害无益。正如丘处机《摄生消息论》所说：“夏季心旺肾衰，虽大热不宜吃冷淘、冰雪、蜜冰、凉粉、冷粥，饱腹受寒，必起霍乱。”我国人民自古就有饮茶解暑的习惯。《神农本草经》说：“茶味苦，饮之使人益思、少堕、轻身、明目。”近代名医蒲辅周也认为：“茶叶微甘、微寒而兼芳香辛散之气，清热不伤阳，辛开不伤阴。芳香微甘，有醒胃悦脾之妙。”现代研究证明，茶叶除含有粗纤维、胶质、叶绿素外，还含有生物碱、黄酮类、鞣质、维生素、麦角甾醇、挥发油，以及少量的烟酸、维生素B_1、叶酸、蛋白质、矿物质等。饮茶能提神醒脑，解除疲劳，增强记忆力。因此，夏季饮茶解暑要比冷饮效果更好。

秋三月，是胃肠道疾病的好发季节，此时尤应注意饮食卫生，以防“病从口入”。此外，立秋之后，不可贪吃冷饮凉食，以免损伤脾胃。

冬三月，阴盛阳衰，是身体虚弱者进补的较好时机。冬季进补的关键是食补，补益之品甚多，可因人而异。气虚者，表现出乏力、气短、头晕、出虚汗等症时，可用人参炖鸡汤；血虚者，表现出面色萎黄、头晕眼花、手足麻木等症时，可以多吃红枣、桂圆、动物血及其肝脏；阴虚者可吃团鱼、乌龟和淡菜等；阳虚者可进补牛、羊肉及狗肉等温中补虚、和血暖身的食品。

品茗茶：因体质而异，才能锦上添花

根据中医学的说法，人的体质有热、寒之别，而茶叶经过不同的制作工艺也有凉性及温性之分。因此，喝茶要看体质“下单”。尤其是喝红茶、绿茶、普洱茶、白茶，一定要搞清自己的体质是否适合长期饮用。

红茶

红茶属于全发酵茶类，茶多酚含量较低，刺激性弱，适合体质较弱或年纪较大的人饮用。尤其是在寒冷的冬季，在红茶内添加糖和奶，滋味甜醇，无刺激性，既能增加热量又能补充营养。但由于红茶性温，对于有上火体质的人不适合。这种体质的人长期饮用红茶，会变得胃虚冷，产生心悸，还会减缓身体对钙质的吸收速率。

绿茶

绿茶性味苦寒，有清热、利尿、助消化的作用，体质强壮、容易上火的人，如出现口干口苦、口舌生疮、喉咙痛等症状，可适当饮用绿茶。但由于绿茶性寒，对肠胃有一定的刺激性，故而胃寒、胃溃疡者不宜饮用。

普洱生茶

由于生茶是云南大叶种晒青，保留了较多的茶的本性，有清理肠胃、降脂、提神、降压、减肥的功效。而生茶性寒凉，因此，体质虚寒者不宜常饮。此外，空腹或肚子饿时，千万不要喝生茶，否则传说中的“茶醉”现象就会出现了。

普洱熟茶

熟茶是经微生物发酵的，其茶性完全发生了改变，已全然不同于生茶。而且普洱熟茶能养胃，适合体质虚寒者饮用。

白　茶

白茶与普洱生茶类似，保留了较多茶的本性，体质寒凉者不宜长期饮用。

苦丁茶

苦丁茶凉性偏重，虚寒体质者常喝会损伤体内阳气，比较适合血压偏高、体型发胖的体质燥热者饮用。

乌龙茶

乌龙茶为半发酵茶，微寒、偏凉，适合体质平和的人。但具体还要结合个人情况而定，一些年纪大的人也可能火气较旺，而年轻人则不乏脾胃虚弱者，因此不能一概而论。

要想判断茶叶是否适合自己，可在饮用后观察身体是否出现异常。不适合会表现为两种症状：其一是肠胃不能忍受，人的肠胃功能不好，喝寒凉的茶水容易出现腹痛或胃痛、大便溏泄等症状；其二是头晕，四肢乏力，口淡。如果尝试某种茶叶后感觉精神更好，胃口更佳，则可继续饮用。如果实在无从选择，可先尝试喝平和的红茶，这样相对保险一些。

泡药酒：泡酒有道，喝酒有规定

药酒既有防病治病之效，又有养生保健、延年益寿之功，深受民众欢迎。但药酒并不是万能的，既有它的适用范围，也有它的应用禁忌。如果不宜饮用或饮用不当，也会适得其反。因此有节制地饮酒和注意饮用酒和药酒的各种禁忌则尤为重要。

分清药酒的种类

药酒分为治疗性药酒和滋补性药酒两类，前者有特定的医疗作用，主要依据医师的处方或经验方来配制，有显著的临床疗效，其服用方法严格。市场上常见的则多为滋补酒，多具有养生保健作用，也要根据个人情况酌量饮用。

饮用不宜过多

凡服用药酒或饮用酒，要根据人的耐受力，要合理、适宜，不可多饮滥服，以免引起头晕、呕吐、心悸等不良反应。即使是补性药酒也不宜多饮，若大量饮用含人参的补酒，可造成胸闷腹胀、不思饮食等症状。饮用药酒时，应根据中医的辨证施治理论，辨证、限量地饮用。

不宜饮酒的人

凡是药酒或饮用酒，不是任何人都适用。不适用的，就要禁饮。如孕妇、乳母和儿童，对酒过敏的人或某些皮肤病患者就不宜饮用药酒，也不宜饮用其他酒。年老体弱者，因新陈代谢功能相对缓慢，饮用药酒也应当减量，不宜多饮。

要根据病情选用药酒

每一种药酒都有适应范围，不能见药酒就饮。如遇有感冒、发热、呕吐、腹泻等病症时，要选用适应药酒，不宜饮用滋补类药酒。有些患者饮酒需谨慎，如慢性肾功能不全、慢性结肠炎和肝炎、肝硬化、消化系统溃疡、浸润性或空洞型肺结核、癫痫、心功能不全、高血压病等患者，即使药酒也是不适宜的，以免加重病情。

避免选用陈酒

很多人误以为酒是陈的香，药酒也应泡得越久越好。事实并非如此，饮药酒要注意时效，储存得当，一般优质酒以储藏4～5年为最佳。如果继续储存，会使酒精度下降，酒味变淡，香气消失，药效也会受到影响。若出现大量沉淀物或已酸败变质，则绝对不能再饮用。

药酒不可就菜进餐

很多人在聚餐时会拿出精心泡制的药酒与亲友分享，其实，药酒本身是有药效的，通常情况下不能在吃饭时服药，药酒的服用同样应遵守这一规则。吃饭时喝药酒不仅会对消化道产生刺激，还会影响药效的发挥。

第 2 章

各显其能：豆浆，不同搭配“挑着喝”

豆类中含有大量的高蛋白，是一种低脂肪的食品。黄豆中含有丰富的植物蛋白，其中蛋白质的含量高达30%～50%，其价值可以与肉类相比，而且还富含人体需要的8种氨基酸，黄豆不含胆固醇，却含有非常丰富的磷脂和豆固醇，有助于降低人体内的血清胆固醇，所含的卵磷脂能促进肝中脂肪代谢，防止脂肪肝的形成。豆浆搭配其他的食物可以丰富营养，补充人体各种需求。

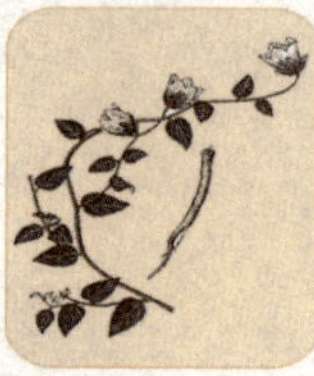

豆类+豆类

豆类具有比较丰富的营养，把各种颜色的豆子和花生放在一起做豆浆，不仅不会相克，反而可以起到营养互补的作用，更有助于补充人体所需的营养。如花生五豆豆浆，具有延缓衰老的功效；黄豆黑豆豆浆，具有强身健体的功效；黄豆豌豆豆浆，具有润肠通便的功效等。

延缓衰老：花生五豆豆浆

【原料】黄豆30克，黑豆、青豆、豌豆、红小豆各10克，花生仁15克，冰糖适量。

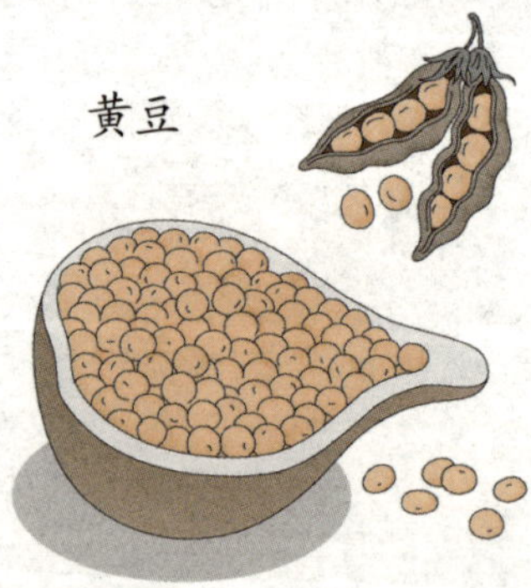

黄豆

【做法】黄豆、黑豆、红小豆一同用水浸泡6～10小时，捞出洗净；花生仁稍微冲洗，沥干水分，碾碎；青豆、豌豆洗净；将泡好的三种豆与青豆、豌豆、花生仁碎末一同倒入全自动豆浆机杯体中，加水至上下水位线之间，接通电源，按下指示键，煮至豆浆机提示豆浆煮好，用过滤网滤出豆浆，加冰糖调匀，待糖化后，即可饮用。

【功效】黑豆能软化血管，滋润皮肤，延缓衰老；花生能降低血脂，保护心脏；搭配其余4种豆制成豆浆，能减少中老年人患心血管疾病的概率，改善中老年普遍体虚乏力状况，延缓衰老。

强身健体：黄豆黑豆豆浆

【原料】黄豆30克，黑豆10克。

【做法】黄豆和黑豆用水浸泡6～10小时，捞出洗净；将泡好的黄豆、黑豆一同放入全自动豆浆机杯体中，加水至上下水位线之间，接通电源，按下指示键，煮至豆浆机提示豆浆煮好，用过滤网滤出豆浆即可饮用。

【功效】黄豆具有补脾益气、消热解毒的功效，其含有丰富的蛋白质，可以营养肌肤、毛发，令机体丰满结实，毛发乌黑亮泽，容颜不老。黑豆具有补血安神、明目健脾、补肾益阴、排毒减肥的功效。两种豆类搭配具有强身健体、延年益寿的功效。

缓解疲劳：三豆豆浆

【原料】黑豆50克，红小豆20克，绿豆30克。

【做法】黑豆、红小豆用水浸泡6～10小时，捞出洗净；绿豆用水浸泡4～6小时，捞出洗净；将泡好的三种豆一同倒入全自动豆浆机杯体中，加水至上下水位线之间，接通电源，按下指示键，煮至豆浆机提示豆浆煮好，用过滤网滤出豆浆即可饮用。

【功效】此豆浆能有效缓解疲劳，补充体力，改善体虚乏力等不适症状，还能辅助调养肾虚和脱发。

润肠通便：黄豆豌豆豆浆

【原料】黄豆50克，豌豆30克，白糖适量。

【做法】黄豆洗净，清水浸泡6～10小时，捞出；豌豆洗净，清水浸泡4～8小时，捞出；将泡好的黄豆与豌豆一同倒入全自动豆浆机杯体中，加水至上下水位线之间，接通电源，按下指示键，煮至豆浆机提示豆浆煮好，用过滤网滤出豆浆，加白糖充分搅拌调匀即可饮用。

【功效】黄豆与豌豆都富含膳食纤维，能促进肠蠕动，保持大便通畅，可清洁肠道、润肠通便，改善便秘引起的胀气、腹痛等不适症状。

清热解毒：原味黄绿豆浆

【原料】黄豆60克，绿豆40克。

【做法】黄豆预先浸泡6～8小时，捞出洗净；绿豆洗净后，用水浸泡2小时，捞出；将黄豆、绿豆一同倒入全自动豆浆机杯体中，加水至上下水位线之间，接通电源，按下指示键，煮至豆浆机提示豆浆煮好，用过滤网滤出豆浆即可饮用。

【功效】此豆浆可清热解毒、润肠通便，缓解牙痛、咽喉肿痛等上火症状，适合夏季佐餐饮用。

护肝养肝：黄豆青豆豆浆

【原料】干青豆40克，黄豆70克。

【做法】黄豆预先浸泡6～8小时，捞出洗净；青豆洗净用水浸泡2小时；将泡好的黄豆、青豆一同倒入全自动豆浆机杯体中，加水至上下水位线之间，接通电源，按下指示键，煮至豆浆机提示豆浆煮好，用过滤网滤出豆浆即可饮用。

【功效】此豆浆中，青豆富含不饱和脂肪酸和大豆磷脂，有保持血管弹性、健脑和防止脂肪肝形成的作用，搭配黄豆，可有效治疗脂肪肝，防止肝硬化。

豆类+谷类

常吃五谷杂粮，其充足的营养成分能使人体的免疫系统和各重要器官保持正常的功能，从而对多种疾病都起到防治作用。搭配黄豆制成杂粮豆浆，可有效地降低血清胆固醇，并帮助缓解动脉血管壁已遭受的损害。

滋阴润燥：五谷豆浆

【原料】黄米、小米、大米、小麦仁、黄豆各20克。

【做法】将黄豆预先浸泡6～8小时，捞出洗净；黄米、小米、大米、小麦仁一同淘洗干净；将上述食材一同放入全自动豆浆机杯体中，加水至上下水位线之间，接通电源，按下指示键，煮至豆浆机提示豆浆煮好，用过滤网滤出豆浆即可饮用。

【功效】滋阴润燥，滋养健体，增强免疫力。此道豆浆中含有多种营养成分，能平衡膳食。

清热利湿：红豆小米豆浆

【原料】红豆60克，小米20克。

【做法】红豆、小米用清水浸泡6～8小时，将红豆、小米放入全自动豆浆机杯体中，加水至上下水位线之间，接通电源，按下指示键，煮至豆浆机提示豆浆煮好，用过滤网滤出豆浆即可饮用。

【功效】清热利湿，散血消肿，解毒排脓，通乳补血。适宜各类型水肿之人，包括肾性水肿、心源性水肿、肝硬化腹水、营养不良性水肿等患者。

软化血管：荞麦大米豆浆

【原料】黄豆50克，大米20克，荞麦10克。

【做法】黄豆预先浸泡6～8小时，捞出洗净；大米淘洗干净；荞麦洗净，浸泡2小时；将荞麦、大米、黄豆一同放入全自动豆浆机杯体中，加水至上下水位线之间，接通电源，按下指示键，煮至豆浆机提示豆浆煮好，用过滤网滤出豆浆即可饮用。

【功效】此豆浆有降低人体胆固醇、软化血管、保护视力和预防脑出血的作用。

润肠通便：玉米小米豆浆

【原料】黄豆20克，玉米楂40克，小米10克。

【做法】黄豆预先浸泡6～8小时，捞出洗净；玉米楂、小米淘洗干净；将上述食材一同放入全自动豆浆机杯体中，加水至上下水位线之间，接通电源，按下指示键，煮至豆浆机提示豆浆煮好，用过滤网滤出豆浆即可饮用。

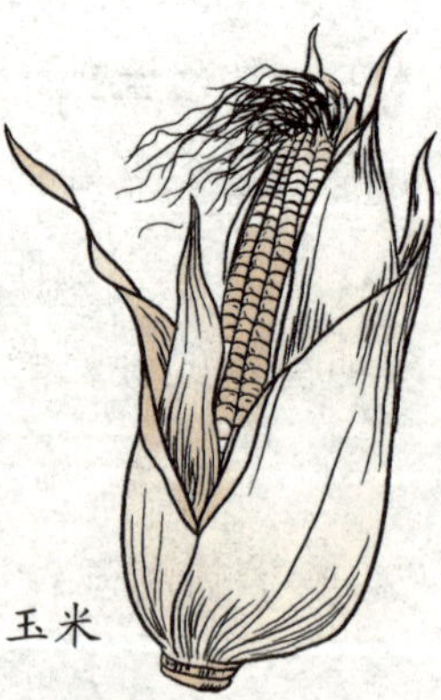
玉米

【功效】此豆浆富含膳食纤维，能润肠通便，预防便秘。豆浆中的小米还具有促进睡眠的功效。

延缓衰老：黑豆香米豆浆

【原料】黑豆60克，香米20克，花生仁30克，黑芝麻15克。

【做法】黑豆预先浸泡6～8小时，捞出洗净；花生仁、黑芝麻、香米一同淘洗干净；将上述食材一同倒入全自动豆浆机杯体中，加水至上下水位线之间，接通电源，按下指示键，煮至豆浆机提示豆浆煮好，用过滤网滤出豆浆即可饮用。

【功效】此豆浆中含丰富的维生素E和B族维生素，能够起到养血驻颜、延缓衰老、增强抵抗力的功效，佐餐饮用。

温经散瘀：花生糙米豆浆

【原料】黄豆60克，糙米30克，花生仁10克，白糖适量。

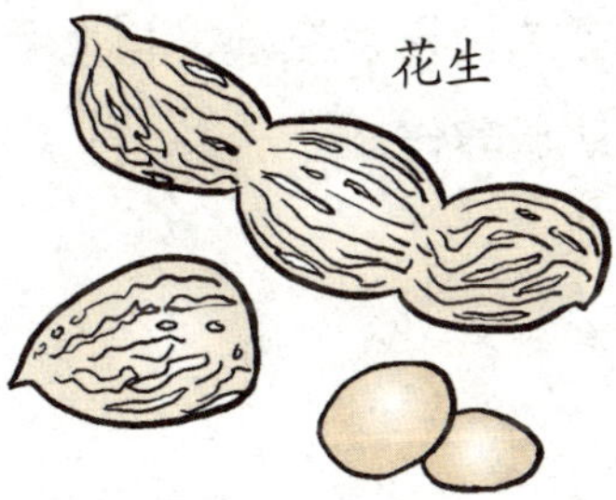

花生

【做法】黄豆预先浸泡6～8小时，捞出洗净；糙米、花生仁洗净；将泡好的黄豆、糙米、花生仁一同倒入全自动豆浆机杯体中，加水至上下水位线之间，接通电源，按下指示键，煮至豆浆机提示豆浆煮好，用过滤网滤出豆浆，加入白糖搅匀即可饮用。

【功效】此豆浆具有活血通络、温经散瘀的功效，可降低脂肪和胆固醇，具有一定的保健功效，佐餐饮用。

平衡膳食：米香豆浆

【原料】黄豆70克，大米40克。

【做法】黄豆预先浸泡6～8小时，捞出洗净；大米淘洗干净；

将黄豆与大米一同放入全自动豆浆机杯体中，加水至上下水位线之间，接通电源，按下指示键，煮至豆浆机提示豆浆煮好，用过滤网滤出豆浆即可饮用。

【功效】此豆浆可平衡膳食，有助于蛋白质吸收。

养心生津：玉米小麦豆浆

【原料】黄豆20克，玉米楂40克，小麦仁15克。

【做法】黄豆预先浸泡6～8小时，捞出洗净；玉米楂、小麦仁淘洗干净，浸泡2小时；将上述食材一同倒入全自动豆浆机杯体中，加水至上下水位线之间，接通电源，按下指示键，煮至豆浆机提示豆浆煮好，用过滤网滤出豆浆即可饮用。

【功效】此豆浆具有益气除热、养心生津、止虚汗的功效，对虚热多汗、盗汗、口干舌燥、心烦失眠等病症，都可起到较好的辅助调养作用。

豆类+水果

水果是指多汁且有甜味的植物果实，不但含有丰富的营养且能够帮助消化。水果可治百病，不同水果具有不同功效。水果含有丰富的维生素C、维生素A及人体必需的各种矿物质，其中含量最多的是钾，不但水分含量高，还含有大量的纤维质，可以促进健康、增强人体的免疫力，达到预防疾病的效果。与豆类搭配，制成果味豆浆，既能满足味觉，还能使人体得到充足的营养，是享受生活的健康搭配。

清热减肥：苹果香蕉豆浆

【原料】黄豆70克，苹果1个，香蕉1根。

【做法】黄豆预先浸泡6～8小时，捞出洗净；苹果洗净，去皮和核，和香蕉一起切成小粒；将黄豆、苹果、香蕉粒一同放入全自动豆浆机杯体中，加水至上下水位线之间，接通电源，按下指示键，煮至豆浆机提示豆浆煮好，即可饮用。

【功效】苹果可健胃消食、生津止渴，香蕉可增加胃肠蠕动，搭配黄豆制成的豆浆，能有效预防便秘，促进体内毒素排出，同时还可降低胆固醇。

除烦止渴：西瓜豆浆

【原料】黄豆50克，西瓜瓤30克。

【做法】黄豆预先浸泡6～8小时，西瓜瓤切成小块；将黄豆、西瓜瓤块一同放入全自动豆浆机杯体中，加水至上下水位线之间，接通电源，按下指示键，煮至豆浆机提示豆浆煮好，即可饮用。

【功效】清热解暑，除烦止渴。适合夏季预防暑热症。

养血生肌：雪梨猕猴桃豆浆

【原料】黄豆50克，雪梨、猕猴桃各1个，白糖适量。

【做法】黄豆预先浸泡6～8小时；雪梨去皮、核；猕猴桃去皮，切成小块；将黄豆、雪梨、猕猴桃一同放入全自动豆浆机杯体中，加水至上下水位线之间，接通电源，按下指示键，煮至豆浆机提示豆浆煮好，加入适量白糖搅匀即可饮用。

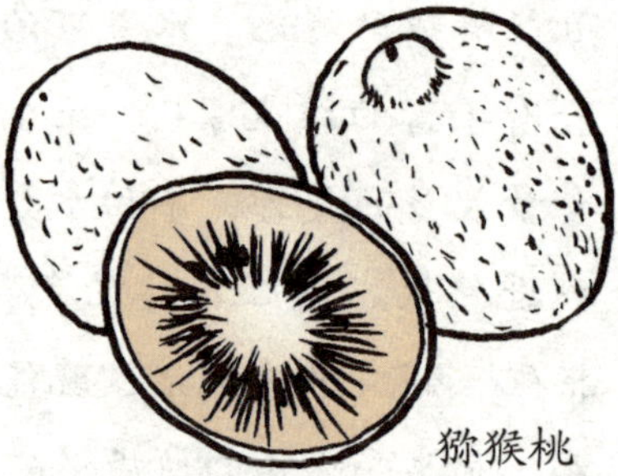
猕猴桃

【功效】此豆浆具有清热解毒、生津润燥、清热化痰、养血生肌的功效，适合秋季饮用。

增进食欲：菠萝豆浆

【原料】黄豆60克，菠萝果肉30克，精盐少许。

【做法】黄豆用水浸泡6～8小时，捞出洗净；菠萝肉切成小块，用淡盐水浸泡30分钟；将黄豆、菠萝块倒入全自动豆浆机杯体中，加水至上下水位线之间，接通电源，按下指示键，煮至豆浆机提示豆浆煮好，即可饮用。

【功效】此豆浆能消除疲劳，促进人体的新陈代谢，增进食欲，能起到消食、解油腻的作用。

生津润燥：荸荠雪梨豆浆

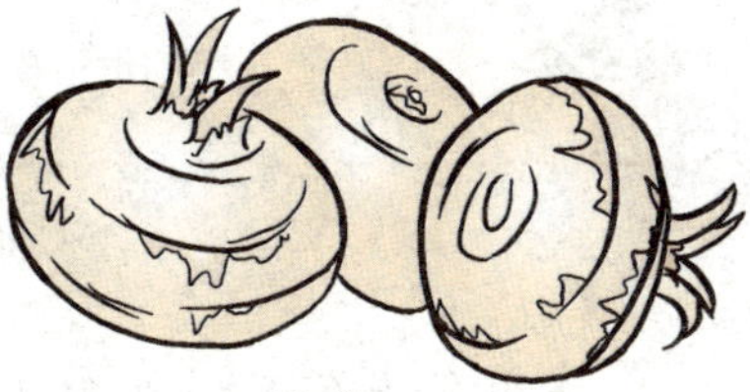

荸荠

【原料】黑豆60克，黄豆30克，荸荠200克，雪梨1个。

【做法】黑豆、黄豆预先浸泡6～8小时，捞出洗净；荸荠去皮，切成小粒；雪梨洗净，去皮、核，切成小块。将上述食材一同放入全自动豆浆机杯体中，加水至上下水位线之间，接通电源，按下指示键，煮至豆浆机提示豆浆煮好，即可饮用。

【功效】此豆浆可生津润燥、清热化痰、疏肝明目，可缓解油腻对胃的伤害，适合饭后1小时饮用。

消除疲劳：香蕉草莓豆浆

【原料】黑豆70克，香蕉2根，草莓100克。

【做法】黑豆预先浸泡6～8小时，捞出洗净；香蕉去皮，切成小块；草莓洗净，去蒂，切成小块；将泡好的黑豆、香蕉块、草莓块一同倒入全自动豆浆机杯体中，加水至上下水位线之间，接通电源，按下指示键，煮至豆浆机提示豆浆煮好后，晾凉，放入冰箱冷藏20分钟，即可饮用。

【功效】此豆浆可消除疲劳，平衡膳食营养，可预防结肠癌、肝癌。

豆类+蔬菜

蔬菜是人们日常饮食中必不可少的食物之一。它可提供人体所必需的多种维生素和矿物质、类胡萝卜素、二丙烯化合物及甲基硫化合物、酶等有效成分。蔬菜不仅是低糖、低盐、低脂的健康食物，同时还能有效地减轻环境污染对人体的损害，同时还能预防各种疾病。据研究表明：人每天至少要食用1000克的蔬菜。搭配豆类做成蔬菜豆浆，不仅可弥补蔬菜所含蛋白质不足，还能平衡膳食，缓解机体缺水症状，增强机体免疫力，调节血脂、血糖，是营养搭配的最佳组合。

增强体力：紫薯南瓜豆浆

【原料】黄豆60克，紫薯10克，南瓜20克，冰糖适量。

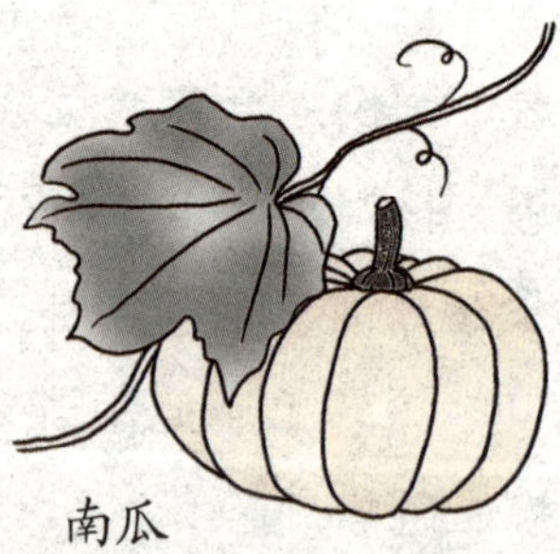

南瓜

【做法】黄豆用清水浸泡8～10小时，捞出洗净；紫薯洗净去皮，切成小粒；南瓜去皮、瓤籽，洗净，切成小粒；将泡好的黄豆与紫薯粒、南瓜粒一同倒入全自动豆浆机杯体中，加水至上下水位线之间，接通电源，按下指示键，煮至豆浆机提示豆浆煮好，用过滤网滤出豆浆，加入冰糖搅匀，待糖溶化后，即可饮用。

【功效】紫薯可抗氧化，南瓜可提高免疫力，经常饮用可为身体补充能量，增强体力，预防高血压病。

降压降脂：西芹豆浆

【原料】西芹20克，黄豆70克，大米10克。

【做法】黄豆预先浸泡6～8小时，西芹择洗净，大米淘洗干净；将西芹切成小丁，与大米、泡好的黄豆混合放入豆浆机杯体中，加水至上下水位线之间，接通电源，按下指示键，煮至豆浆机提示豆浆煮好，用过滤网滤出豆浆即可饮用。

【功效】清热除烦，利水消肿。长期饮用有助降低血压、缓解高脂血症等。

减肥塑形：生菜豆浆

【原料】黄豆70克，生菜30克。

【做法】黄豆用清水浸泡6～10小时，捞出洗净；生菜择洗干净，切碎；将泡好的黄豆与生菜碎末一同倒入全自动豆浆机杯体中，加水至上下水位线之间，接通电源，按下指示键，煮至豆浆机提示豆浆煮好，用过滤网滤出豆浆，即可饮用。

【功效】此豆浆中含有高蛋白、低脂肪、多种维生素，具有滋阴补肾、减肥塑形、紧致肌肤的功效。

润肺生津：梨瓜豆浆

【原料】黄豆50克，黄瓜1根，雪梨1个。

【做法】黄豆预先浸泡6～8小时，捞出洗净；黄瓜去皮洗净，切成小粒；雪梨洗净，去皮、核，切成小块；将黄豆、黄瓜粒、雪梨块一同倒入全自动豆浆机杯体中，加水至上下水位线之间，接通电源，按下指示键，煮至豆浆机提示豆浆煮好，用过滤网滤出豆浆，即可饮用。不过滤直接饮用，营养更充分。

【功效】此豆浆具有清热解渴、润肺生津的功效，可缓解因体内津液减少所致的口渴、咳嗽、便秘等不适症状。

防癌抗癌：笋芹豆浆

【原料】黄豆60克，西芹20克，芦笋25克，冰糖适量。

【做法】黄豆预先浸泡6～8小时，捞出洗净；芦笋洗净后去皮，切成小粒；西芹洗净，抽丝，切成小粒；将黄豆、西芹、芦笋一同放入全自动豆浆机杯体中，加水至上下水位线之间，接通电源，按下指示键，煮至豆浆机提示豆浆煮好后，用过滤网将蔬菜豆浆滤出，加入冰糖搅匀，待糖溶化后，即可饮用。

【功效】此豆浆中，芦笋中所含的多种维生素、矿物质与西芹搭配，不仅可平衡膳食，还能增强机体免疫力，起到防癌、抗癌的作用。

健脾养胃：大米莲藕豆浆

【原料】大米20克，黄豆50克，绿豆10克，莲藕30克。

【做法】黄豆用清水浸泡6～8小时，捞出洗净；大米、绿豆淘洗干净；莲藕去皮，洗净，切小块；将黄豆、绿豆、大米、莲藕块一同倒入全自动豆浆机杯体中，加水至上下水位线之间，煮至豆浆机提示豆浆煮好，即可饮用。

【功效】此道豆浆具有健脾养胃、补益、保肝、养血、止泻、抗过敏的功效，特别适合食欲不振、脾胃虚弱并伴有腹泻的患者饮用。

调节血脂：燕麦紫薯豆浆

【原料】黄豆60克，紫薯30克，燕麦25克。

【做法】黄豆预先用水浸泡6～8小时，捞出洗净；紫薯去皮洗净，切成小粒；将泡好的黄豆、紫薯粒与燕麦一同倒入全自动豆浆机杯体中，加水至上下水位线之间，接通电源，按下指示键，煮至豆浆机提示豆浆煮好，即可饮用。

【功效】此道豆浆内含有人体必需的氨基酸、维生素等营养物质，可调节血脂，平衡膳食，是老少皆宜的保健饮品，可作为佐餐饮用。

消暑解渴：黄瓜玫瑰豆浆

【原料】黄豆70克，燕麦50克，黄瓜1根，玫瑰花3～5朵。

【做法】将黄豆预先用水浸泡6～8小时，捞出洗净；干玫瑰花稍冲洗，黄瓜洗净切碎；将黄豆、玫瑰花、黄瓜、燕麦一同放入全自动豆浆机杯体中，加水至上下水位线之间，接通电源，按下指示键，待煮好后，滤出汤汁，即可饮用。

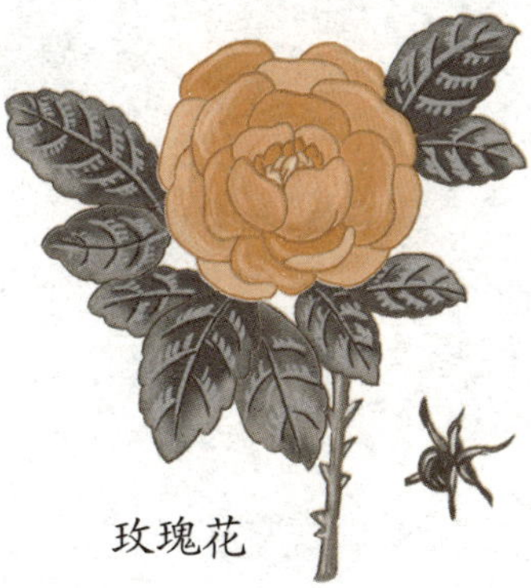
玫瑰花

【功效】此道豆浆中，黄瓜含有维生素E、活性黄瓜酶，能有效促进机体新陈代谢，玫瑰花可理气解郁，搭配燕麦、黄豆制成豆浆，口味爽滑，可清脑安神、消暑解渴，是夏季早餐的佳饮。

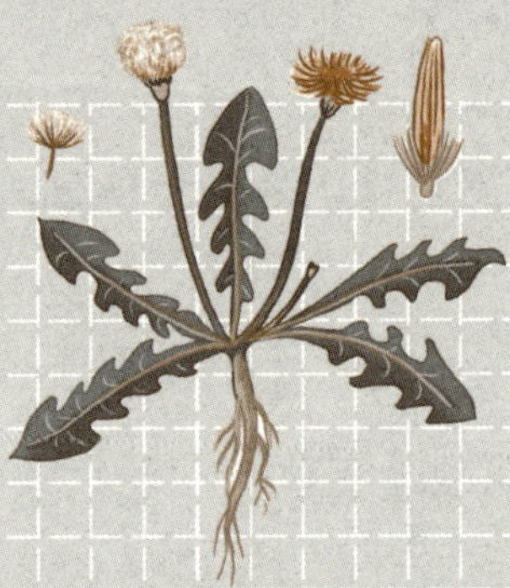

MIAOYONG SHIWU ZHIBAIBING

第 3 章

靓汤粥膳，春夏秋冬吃对“家常便饭”

“人以天地之气生，四时之法成”是说自然界的天地与四时气候的变化是人类生命的源泉，自然界四季的运动变化，直接影响人的身体。不同的季节变化影响着人体表面和气血，更多的是影响脏腑的功能。所以，如果要保证五脏及全身各系统功能始终处于良好状态，那么就应该顺应季节的气候特点，制订不同的调养计划，合理膳食。

春季：温补阳气

春季饮食以平补为原则，重在养肝补脾。酸味入肝，为肝的本味，若春季已亢奋的肝再摄入过量的酸味，则造成肝气过旺，而肝克伐脾就势必伤及脾脏，所以要少食酸性食物。甘味入脾，最宜补益脾气，脾健又辅助于肝气。因此可多食一些味甘性平的食物，如瘦肉、蛋类、牛奶、蜂蜜、豆制品、新鲜蔬菜。由于春季肝气旺、脾气弱，而脾胃主四肢，脾气不旺，四肢酸软无力，所以还要补脾，多吃鲫鱼、胡萝卜、苹果等。这些结合季节的变化顺势而做的身心保养，能够使身体拥有持久的好状态。“补阳、少酸多甘、多果蔬”是春季食补的三大重要原则。

气血调和：乌鸡黄芪汤

【原料】乌鸡1只，炙黄芪30克，姜块、葱节、精盐、料酒各适量。

【做法】将炙黄芪去净灰渣，烘干，研成粉末。将净鸡入开水中氽煮1分钟起锅，将黄芪粉抹入鸡腹内外，放入蒸碗内，加鲜汤少许、精盐、料酒、姜块、葱节，用湿绵纸封住碗口，置蒸锅或蒸笼内，用大火沸水蒸熟透，取出即可食用。

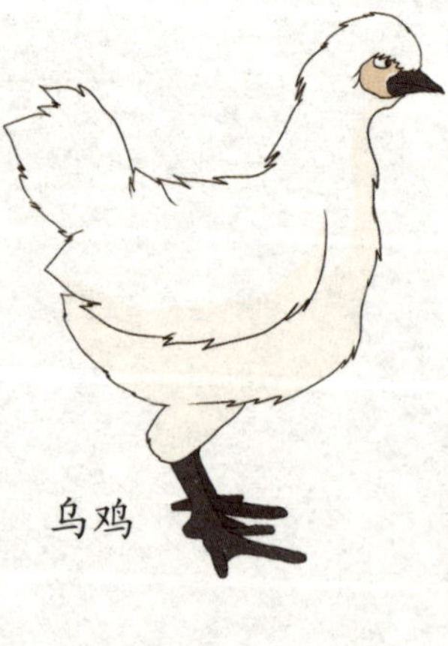

乌鸡

【功效】益气补血。适用于脾胃虚弱、消化不良、消瘦者。

补虚益血：鳝鱼汤

【原料】鳝鱼200克，生姜3片，葱白2段，黄酒2匙。

【做法】将鳝鱼洗净后取肉切丝，和生姜、葱白、黄酒共入锅中，加水适量炖汤，调味佐膳服用。

【功效】补益血，补虚损。主治妇女产后恶露淋漓、血气不调、消瘦。另可以止血，除腹中冷气肠鸣及湿痹气，驱除十二经的风邪。

气血双补：老母鸡汤

【原料】老母鸡1只，香菇6朵，红枣6枚，枸杞子、玉竹各1把，当归6片，黄芪3片，普通小人参3根，熟地黄1粒，生姜、料酒、精盐各适量。

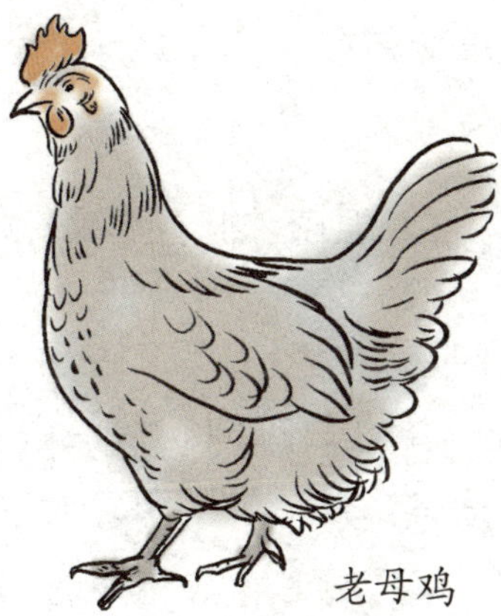
老母鸡

【做法】香菇用温水泡发，剪去根蒂，泡发后的水沉淀后取干净的部分备用。清洗各药材备用。把母鸡放入锅内，倒入足量清水没过鸡身，大火烧开后用勺撇出血沫倒掉。把料酒倒入锅内，然后放入清洗过的药材；水开之后放入泡发过的香菇，再将之前泡香菇的水倒入锅内，盖上锅盖用小火熬煮2～3小时，食用前调入少许精盐即可。

【功效】补气生血。对气血亏损、神疲乏力、面色萎黄、产后失血等症具有较好的功效。

益气养血：兔肉补虚汤

【原料】兔肉120克，枸杞子15克，党参、山药、大枣各30克，葱段、生姜、黄酒、精盐、味精各适量。

【做法】兔肉用温水洗净，切块，再经沸水焯，撇去浮沫。党参、山药、枸杞子，洗净；大枣，去核，洗净，一并放入锅内，再放入兔肉，加黄酒、水各适量，小火炖1小时，捞出兔肉，沥干。将炒锅放大火上，倒入植物油烧至六成热，放生姜略煸后，兔肉入锅炒一下，再烹入黄酒，加精盐，倒入炖出的汁水，稍煮后，放葱段、味精稍煮沸即成。吃肉喝汤，佐餐食用。

【功效】养血濡筋，益气美颜。适用于气血不足或营养不良、身体瘦弱、疲倦无力、饮食减少等症。

温阳养脾：韭菜虾仁粥

【原料】大米100克，韭菜25克，大虾10个，色拉油、料酒、精盐、胡椒粉各适量。

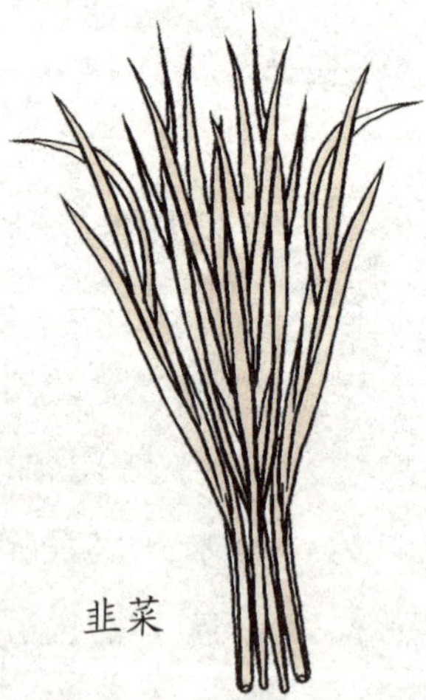

韭菜

【做法】大米淘洗干净，用清水浸泡20分钟；大虾去壳和肠线加入胡椒粉、料酒拌均匀，然后开水焯一下备用，韭菜洗净切段备用。锅中水烧开倒入大米，大火煮开，加盖小火慢熬，20分钟后米微烂可加入色拉油搅拌继续煮至米熟烂；加入虾仁煮3分钟，再加入精盐、胡椒粉调味。最后放入韭菜，搅拌均匀煮1分钟关火。

【功效】养脾胃，固肾助阳，行气活血。适合立春时节养生滋补食用。

平肝降压：芹菜粥

【原料】新鲜芹菜60克，粳米50～100克。

【做法】将芹菜洗净切碎，与洗净的粳米同入砂锅内，加适量清水，同煮为菜粥。

【功效】清热平肝，固肾利尿。适用于高血压病、糖尿病等症。

【附注】此粥作用较慢，需要频服久食方可有效，应现煮现吃，不宜久放。

补肝养血：猪肝绿豆粥

【原料】新鲜猪肝、大米各100克，绿豆60克，精盐、味精各适量。

【做法】先将绿豆、大米洗净同煮，大火煮沸后再改用小火慢熬，煮至八成熟之后，再将切成片或条状的猪肝放入锅中同煮，熟后再加精盐、味精调味。

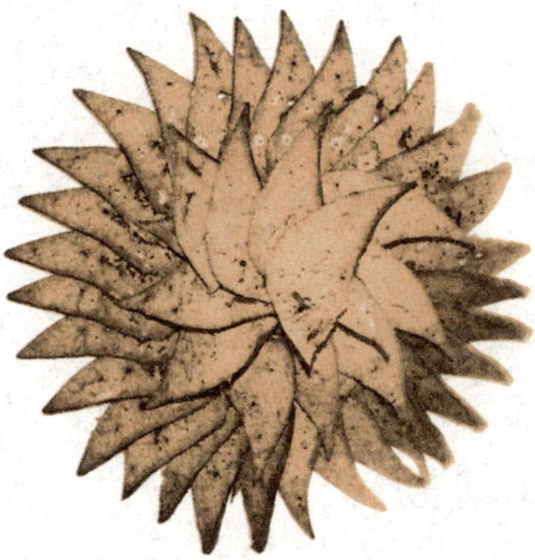

猪肝

【功效】补肝养血，清热明目，美容润肤。此粥可使人容光焕发，特别适合那些面色蜡黄、视力减退、视物模糊的体弱者。

养血安神：山药红枣粥

【原料】粳米、山药各100克，薏米75克，红枣10枚，白糖适量。

【做法】粳米、薏米分别淘洗干净，用冷水浸泡，3小时后捞出沥干水分；山药去皮，洗净，切片；红枣去核，洗净备用；粳米、薏米加适量冷水，大火煮沸后加入山药片、红枣，再次煮沸后转小火煮至米烂粥稠，加入适量白糖调味即可。

【功效】养血安神。此粥软糯易消化，具有润肺调养、气血双补的功效。

清心怡神：薄荷粥

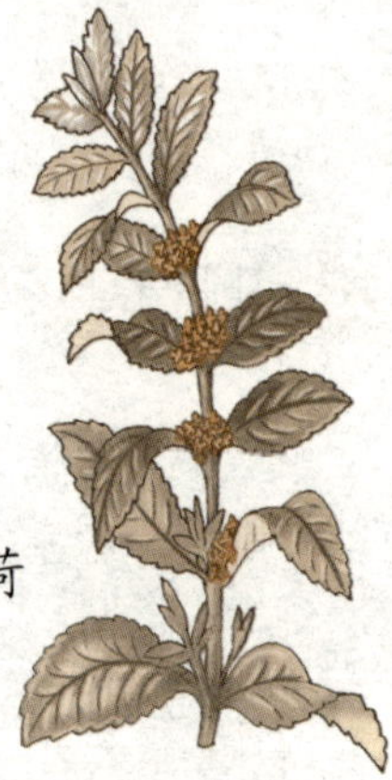

薄荷

【原料】薄荷15克，粳米50克，冰糖适量。

【做法】粳米洗净，用清水浸泡30分钟；薄荷洗净，放入砂锅中加清水煮沸，转小火5分钟，去渣留汁，将大米放入熬煮成粥，加入适量冰糖，搅拌至冰糖溶化即可。

【功效】清新怡神，疏风散热，增进食欲。适用于风热感冒，症见发热恶风、头目不清、咽痛口渴者，对咽痛目赤、痘疹初期、隐隐不透等也有疗效。

夏季：清火利湿

夏季最大的特点是酷热潮湿，容易肝火上亢、血脉不畅，以致心神不宁、失眠多梦、烦渴燥扰，脾胃也容易运化不良、积滞难消、食欲不振；此时节，“清补”以消暑退热、泻火解毒、利湿养阳为原则，是最适合炎暑盛夏的养生之术。养生专家认为，夏季喝粥，不但可以生津止渴，清凉解暑，又能补养身体。如果再添加其他食物，则能起到更佳的效果，如荷叶粥解暑润肠，冬瓜粥利水消肿，百合粥润肺安神等。

清热健脾：豆腐香菇汤

【原料】豆腐200克，香菇（鲜）150克，冬笋、油菜各50克，熟鸡油25克，精盐、味精、胡椒粉各适量。

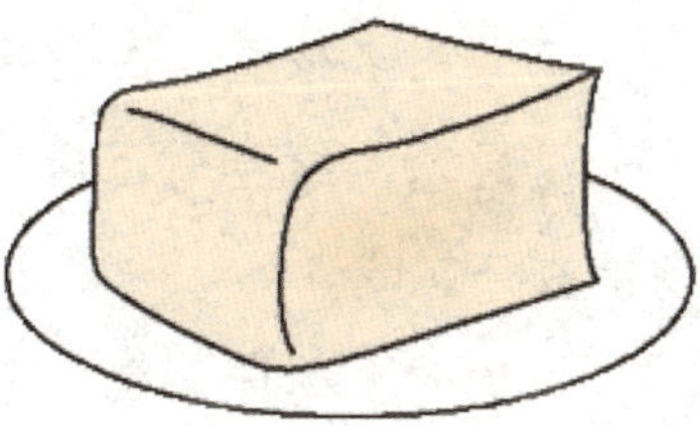

豆腐

【做法】将香菇放入温水中泡透，去蒂，用清水洗净，捞出沥干。豆腐切成小方块，入开水锅中略氽，捞出沥干水。冬笋切成薄片，油菜用水洗净。锅内倒入清水烧沸，下冬笋片、香菇、豆腐块，加精盐、味精再烧沸，撇去浮沫，下油菜、胡椒粉，淋入熟鸡油出锅即成。

【功效】清湿热，健脾胃。此汤含有丰富的多糖类物质和膳食纤维，有助于预防心血管疾病及癌症的发生。

化痰清热：鱿鱼混合汤

【原料】鱿鱼、豆腐各200克，猪肉100克，油菜50克，葱、姜、蒜、精盐、胡椒粉、辣椒粉、辣椒酱、酱油、香油、清酒各适量。

【做法】将鱿鱼撕去皮膜，猪肉切成片，分别加入切碎的姜、清酒腌制10分钟。将豆腐切成丁，放入沸水锅中焯烫。将油菜洗净，葱洗净切碎，蒜去皮切成末。锅内倒入香油烧热，放入鱿鱼、猪肉片炒至变色，加入水煮开，再加入豆腐丁、油菜煮开，撇去浮沫；最后加入辣椒粉、辣椒酱、精盐、胡椒粉、蒜末、酱油、葱花煮3分钟，出锅即可。

【功效】此汤有健脾利湿、清热解毒的功效。夏天食用有益中气、和脾胃、下气消痰的疗效。

利尿解毒：绿豆百合汤

【原料】绿豆、百合各30克，冰糖适量。

【做法】绿豆与百合一起入锅，加水煮酥烂后加少量冰糖，连汤带渣一起吃。

【功效】利尿解毒，宁心安神，润肺补胃。适合夏季清热去火，防暑降温。

降火止咳：雪梨瘦肉汤

【原料】雪梨2个，瘦肉200克，南、北杏仁各10克，麻黄5克，蜜枣3枚，冰糖适量。

【做法】将雪梨切成4块，只去核，不用去皮。放适量清水，用料一起放入煲内，煮约3小时，加冰糖，再煮5分钟便可饮用。

【功效】清热降火，化痰止咳。主治实热性哮喘、咳频而痰稠、肺燥久咳、肺热咳血痰、日间多咳、喘咳时胸肺隐痛。

凉血化痰：丝瓜瘦肉汤

【原料】嫩丝瓜200克，猪瘦肉100克，红枣10枚，生姜、花生油、精盐各适量。

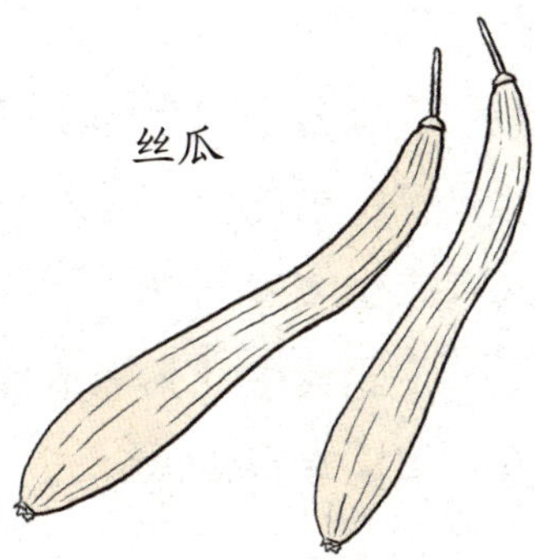

【做法】将嫩丝瓜去皮切成片，猪瘦肉切成片，红枣泡透，生姜去皮切成片；锅内烧油，下入姜片炝香锅，注入清汤适量，用中火煮开，投入红枣、猪瘦肉，煮至八成熟；然后加入丝瓜片，调入精盐，续煮3分钟后盛入碗内即可。

【功效】清热化痰，凉血解毒。在夏季常食可去暑除烦，生津止渴。平时常食可治痰喘咳嗽、乳汁不通、痈疮疖肿等症。

清热补虚：冬瓜老鸭汤

【原料】冬瓜500克，江瑶柱50克，老鸭1只，瘦猪肉150克，陈皮1片，精盐适量。

【做法】江瑶柱浸透，洗净。冬瓜去皮及子，洗净，切成厚片。老鸭杀洗干净，去毛、去内脏，切去鸭头和尾，开边，切成四大件，放入滚水滚5分钟。瘦猪肉切成肉丝，陈皮洗净。瓦煲内加入清水，用大火煲至水滚，后放入材料，改用中火继续煲3小时，加少许精盐调味，即可饮用。

【功效】清热生津，滋补养颜。主治身体虚弱、虚不受补、津液不足、皮肤干燥等症。

清热润肺：青菜豆腐皮粥

【原料】粳米100克，豆腐皮200克，芹菜2根，香菜、精盐各少许。

【做法】粳米洗净泡水备用；豆腐皮切细丝；芹菜、香菜洗净，切末。粳米与水一起入锅，大火烧开，转小火熬煮成粥，起锅前加入豆腐丝续煮2分钟，再加入芹菜末、香菜末、精盐即可。

【功效】此粥有清热利肺、止咳化痰、解毒止汗的功效。适合夏季消暑开胃食用。

清热解毒：绿豆金银花粥

【原料】大米150克，金银花、绿豆各50克。

【做法】大米淘洗干净，金银花用温水浸泡，绿豆用温水泡透，砂锅内倒入适量清水，烧开，加入大米、绿豆改用小火至大米开花；再加入金银花，调入白糖，用小火煮15分钟即可。

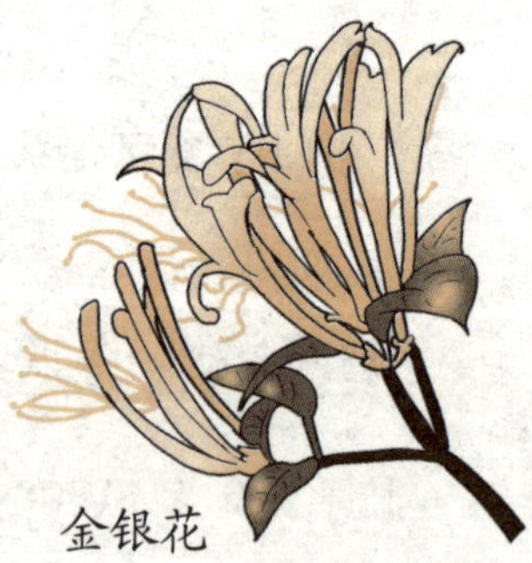

金银花

【功效】清热解毒。适用于温热发病、热毒血痢等，对风热感冒、支气管炎等症也有很好的疗效。

清热解暑：冬瓜香菇粥

【原料】大米100克，冬瓜200克，香菇3朵，香菜末、精盐各少许。

【做法】大米淘洗干净，冬瓜去皮切小块，香菇洗净切末，锅内放入大米和水，用大火烧开后，加入冬瓜块和香菇末，改小火慢煮至粥稠，撒上香菜末，放入精盐调味即可。

【功效】清热解暑，解渴利尿，是减肥者的最爱。

清暑利水：薏米绿豆粥

【原料】粳米100克，绿豆、薏米各50克。

【做法】薏米、粳米、绿豆洗净，泡水2小时备用；所有材料放入锅中，加入适量水煮开；转小火边搅拌边熬煮30分钟至熟烂。

【功效】清暑利水，补益元气，调和五脏。适用于泄泻、水肿、面部痤疮、扁平疣等症。

清热润肺：荷叶粳米粥

【原料】新鲜荷叶1张，粳米100克。

【做法】将鲜荷叶洗净，大米淘洗干净；将砂锅置火上，加适量清水，放入荷叶、粳米，用中火煮沸，后改用小火煮至米烂汤稠，拣出荷叶不用。

【功效】清热润肺，清暑利湿，升发清阳，止血，降血压，降血脂。适用于高血压病、高脂血症、肥胖症及夏天感受暑热致头晕脑涨、胸闷烦渴、小便短赤等。

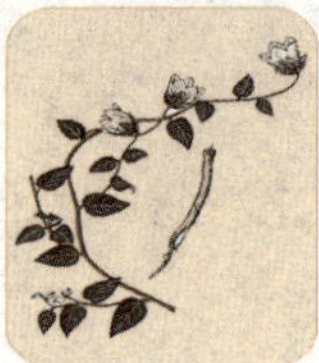

秋季：润肺生津

按照中医五行学说，肺属金，而四季中的秋也属金，所以秋天之气与肺脏是相通的。肺为娇脏，受到燥邪的侵袭，宣发肃降的功能就会出现失常，全身的气机和水液代谢就会紊乱，从而出现鼻咽干燥、声音嘶哑、干咳少痰、口渴便秘等一系列秋燥症。所以保证肺和呼吸道的润滑，才能使肺脏安度金秋。中医讲究“金克木”，即肺气太盛可损伤肝的功能，故在秋天应当多进食性滋润味甘淡的食品，以防止秋燥带来肺及肠胃津液不足常见的干咳、咽干口燥、肠燥便秘等身体的不适症候或肌肤失去光泽、毛发枯槁的征象。

滋阴润肺：雪梨银耳汤

【原料】雪梨1个，水发银耳30克，贝母5克，冰糖适量。

【做法】贝母清水浸泡约10分钟，雪梨洗净后，切成一口大小的块儿，银耳撕成小朵。将银耳片、雪梨块、贝母、冰糖同放在炖皿内上笼蒸30～40分钟，取出，即可装盘食用。

【功效】此汤有滋阴清肺、消痰降火、养颜美容的作用。

润燥通便：芝麻木耳汤

【原料】黑芝麻10克，木耳100克，白糖少许。

【做法】把黑芝麻炒熟，与用温水泡好的木耳一起放在锅里，加水煎煮，煎煮好可加点白糖，分数次食用。

【功效】具有良好的润燥作用，尤其适用于大便干燥者。

滋养气血：红枣桂圆魔芋汤

【原料】红枣20克，胡萝卜、魔芋各150克，桂圆肉干50克，葡萄干10克，姜片15克，精盐适量。

【做法】魔芋洗净、切丝，入沸水锅煮透，捞出备用；胡萝卜洗净、切块，备用；砂锅加适量清水煮沸，放入红枣、胡萝卜块、桂圆肉干、葡萄干、魔芋丝、姜片，煮至胡萝卜熟软，出锅前加精盐调味即可。

【功效】益气补血，养心安神。胡萝卜含有丰富的胡萝卜素等抗氧化成分，有利肠胃、安五脏的功效；魔芋中含有丰富的膳食纤维，有润肠通便和降脂减肥的作用。秋季人体血液循环会变差，尤其是更年期的妇女更容易产生低血糖、贫血等症状，最适合饮用本品来滋养血气。

化痰止咳：杏仁水鱼汤

【原料】南杏仁、川贝母、知母各10克，水鱼1条，精盐适量。

【做法】先将水鱼洗净，去杂，南杏仁、川贝母、知母洗净用纱布包，置入水鱼腹内，加清水适量，大火煎沸后，小火煮1小时。精盐少许调味，饮汤食肉。

【功效】滋阴清热，化痰止咳。适用于慢性支气管炎、肺气肿，症见胸痛久咳或咳嗽咯血、午后潮热、颧红盗汗、口咽干燥等。

宣肺止咳：桑菊杏仁粥

【原料】桑叶、杏仁、菊花、连翘、桔梗各10克，芦根12克，甘草3克，粳米100克。

【做法】将上述七味药洗净，煮汁，去渣；粳米清洗干净，熬煮成粥，粥将熟时，加入药汁，再煮1～2分钟。

【功效】宣肺止咳，清热疏风。适用于风热感冒或温病初起，症见咳嗽、微热、口微渴、舌苔薄白、脉浮数。

润燥止咳：雪梨大米粥

【原料】大米150克，雪梨200克，冰糖适量。

【做法】将大米淘洗干净，放入清水中浸泡2小时；冰糖打碎，研成粉末状；雪梨洗净，去皮及核，切成小薄片，再放入清水锅中煮成雪梨汁，滤除杂质备用。锅再上火，加入雪梨汁，先下入大米大火煮沸，再撇去浮沫，转小火煮至米粥将成，然后撒入冰糖末略煮片刻，即可盛出食用。

【功效】生津润燥，清痰止咳。特别适合秋天食用。

滋阴润燥：黑芝麻大米粥

【原料】黑芝麻20克，大米100克。

【做法】黑芝麻炒熟研碎；锅内放适量水，水温热的时候将黑芝麻碎和大米一起放入锅内，大火烧开，转中火15分钟，后转小火30分钟即可。

【功效】润燥通便。适合在秋季里食用，本品口味清淡，也能清理肠胃。

冬季：敛阴护阳

冬季属肾，主藏精，为四季进补的最佳季节。又由于冬季阳气偏虚，阴寒偏盛，以及脾胃运化功能最为强健，故冬季养生要顺应体内阳气的潜藏，以敛阴护阳、补肾益精为原则，此时不仅需要早睡以养阳气，迟起以固阴精，还需要厚味以进补。具体到饮食上，就需要适当进食高热量食品，以促进糖、脂肪、蛋白质的分解代谢，故应多吃具有御寒功效的食物，进行温补和调养，滋养五脏，扶正固本，培育元气，促使体内阳气升发，从而温养全身组织，使身体更强壮，有利于御邪抗寒，减少疾病的发生。

益智安神：桂圆猪心汤

【原料】猪心1个，桂圆16个，枸杞子10克，姜、胡椒、料酒、精盐各适量。

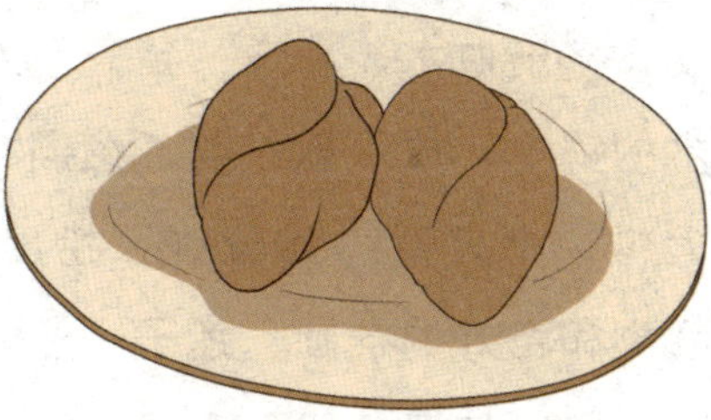

猪心

【做法】将猪心剖开，去掉脂肪、筋膜，再将桂圆肉、枸杞子洗净，姜切片；将猪心汆水、过凉，然后加入桂圆肉、枸杞子、姜片、胡椒、料酒及适量水；转小火煮2小时，放精盐调味即可出锅。

【功效】猪心入汤，能补益心血，养心安神，有镇静及强心的效果。和桂圆、枸杞子入猪心汤，能滋补强体，补心安神，养血壮阳，益脾开胃，同时还有润肤美容的功效。

益智壮骨：山药枸杞鳝鱼汤

【原料】鳝鱼1条，山药、枸杞子各50克，肉苁蓉、巴戟、北芪各15克，姜丝、料酒、精盐各适量。

【做法】将鳝鱼宰杀洗净，将洗好的鳝鱼切成段，用姜丝和料酒拌匀，再放入炖盅中，放入北芪、山药、枸杞子、肉苁蓉、巴戟，加入清水适量。隔水炖4小时，放少量精盐，喝汤食鱼。

【功效】补肾阳，强腰膝。适用于肾阳虚衰、小便清长、腰膝冷痛、阳痿早泄者。

养血安神：猪心红枣汤

【原料】猪心1个，红枣25克，桂圆10个，莲子50克，葱、姜、花椒、大料、精盐各适量。

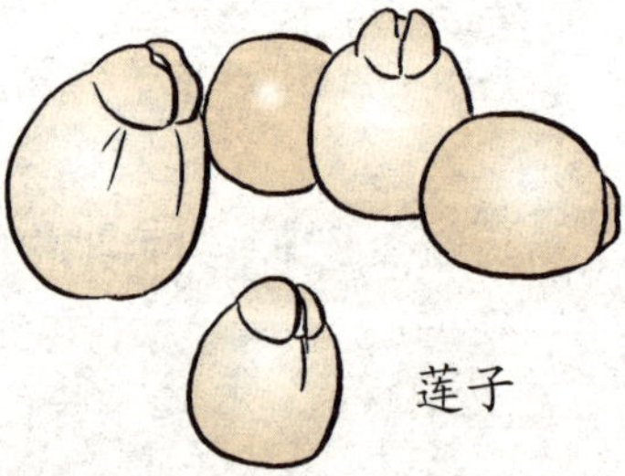
莲子

【做法】将洗净的猪心一切为二，挤出血水，冲洗；猪心下入盛有凉水的锅中，放入葱、姜、绍酒、花椒、大料，小火煮约30分钟；捞出煮好的猪心晾凉，切成薄片；放入红枣和包好的桂圆、莲子；放入蒸锅内盖上保鲜膜，加盖后蒸半小时，取出加精盐即可食用。

【功效】补益心脾，养血安神。适用于血虚所致的虚烦心悸、睡眠不安、易惊易汗、夜寐多梦、健忘者。

头晕健忘：天麻鱼头汤

【原料】天麻40克，鱼头1个，姜片10克，料酒、精盐、鸡精、胡椒粉各适量。

【做法】将鱼头除杂并切为两半，天麻沥干水备用。热锅加入油，爆香姜片，放少许料酒，倒入鱼头，煎去鱼腥，1～2分钟后取出，放在吸油纸上，吸去多余油分待用。将净锅上火，放入鱼头、天麻、姜片用中火炖40分钟，加入精盐、胡椒粉、鸡精调味即成。

【功效】益气定惊，镇痛养肝。适用于神经衰弱、眩晕头痛、健忘等症。

补虚温中：萝卜羊肉汤

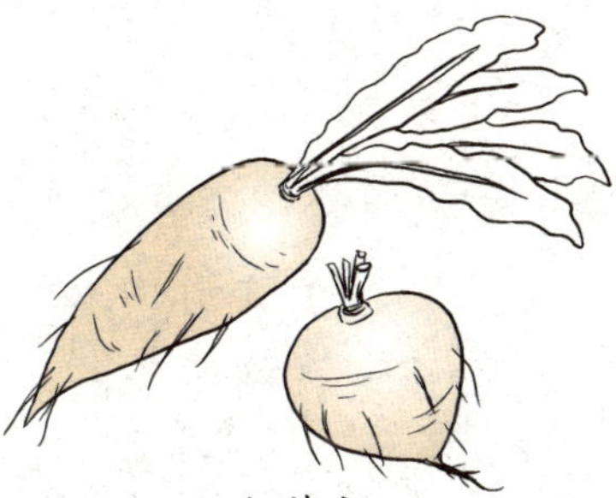
白萝卜

【原料】白萝卜500克，羊肉250克，精盐、胡椒粉、葱、姜各适量。

【做法】将羊肉去筋膜，切成约3厘米见方的块，先入沸水锅内焯一下，除去血水，捞出沥水后放锅内，注入适量清水。白萝卜去皮，冲洗干净，切成菱形片待用。先将羊肉锅置大火上，放入葱、姜，烧沸后，改用小火煮约30分钟，再放入切好的白萝卜同煮至羊肉熟烂，装肉和汤入碗内，用精盐、胡椒粉调味即成。

【功效】补虚弱，益气血。长期食用可补中益气，预防手脚冰冷、顺气开胃、增强人体抵抗力。

益肾滋阴：山药排骨汤

【原料】猪排骨500克，山药250克，芹菜25克，姜、大葱、味精、花椒、胡椒粉、精盐、料酒各适量。

【做法】将排骨切成5厘米长的条，放入沸水中汆约5分钟，洗净，沥干水分；芹菜洗净切段；锅内放入清水、排骨、葱、姜、酒、芹菜，用中火烧开，转为小火炖，放入花椒；将山药去皮切成块后放入沸水中汆一下，捞起；待排骨炖至五成熟，放入山药炖3小时，待排骨酥烂时，拣去葱、姜、芹菜，放入精盐、味精、胡椒粉即可。

【功效】此汤具有益肾滋阴、健脾润肺、美白肌肤、润泽皮肤等功效，还可治健忘，适合一般人冬季保健食用。

滋阴补肾：黑米红枣粥

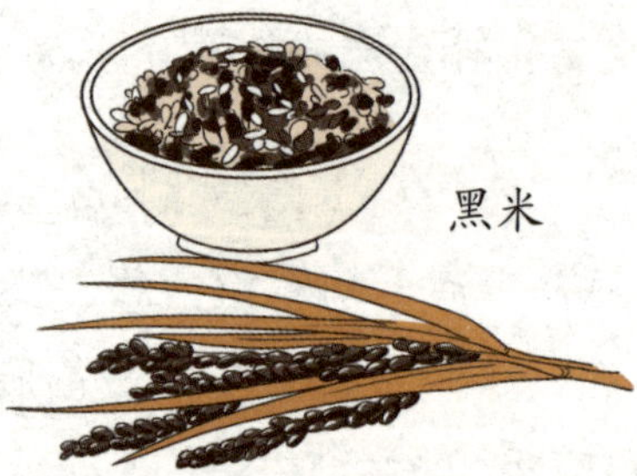

【原料】黑米250克，红枣15枚，白糖或冰糖适量。

【做法】提前一天晚上将黑米淘洗后浸泡，将浸泡的水去掉，黑米稍过水沥干。锅内加入适量水，放入黑米。锅中的水烧开后，放入红枣，盖上盖子继续煲。煮40分钟，锅中粥冒泡，以免汤汁溢出，将盖子留条缝，继续煮至黑米软烂、粥黏稠时放入冰糖或白糖搅拌。关火闷上10分钟左右即可。

【功效】滋阴补肾，健脾暖肝，补益脾胃，益气活血。适用于防治头晕、目眩、贫血、白发、眼疾、腰膝酸软、肺燥咳嗽、大便秘结、小便不利、肾虚水肿、食欲不振、脾胃虚弱等症。

第 4 章

保养五脏，吃对保健康

人体就像是一个国家，心、肝、脾、肺、肾相当于一个国家的重臣，缺一不可。《黄帝内经》中对这些功臣按照其功能进行加官晋爵。君王不早朝群龙就会无首，文武百官不上朝则朝政徒有其名。养生也是一样，人食五谷杂粮，总会有生病不舒服的时候，要照顾好身体之“国”，最需要安抚的就是这些“重臣”。而如“封地”似“薪酬”的就是食物——安时可养，病时可疗。

安神养心方

中医学认为，“心藏神，主血脉”，心主宰着人的精神、情绪、思维，心气能保证心脏的血液滋养和运行，还能保证管道的通畅，从而保证心脏源源不断的动力。养好心神能活血通脉，补养心肌，改善心脏功能，镇静安神，促进睡眠，使人的血脉充盈，心神气血调和，精力充沛，思维敏捷，是预防心血管疾病、养生保健、延年益寿的要点之一，对各种心血管疾病所致的心慌、失眠、健忘也有辅助效果。

养心利尿：红豆豆浆

【原料】红豆70克，白糖适量。

【做法】红豆预先泡4～8个小时，将泡好的红豆倒入全自动豆浆机杯体中，加水至上下水位线之间，接通电源，按下指示键，煮至豆浆机提示豆浆煮好，加入适量白糖，充分搅拌均匀，即可饮用。

【功效】养心安神，利尿消肿。适用于心脏病、肾病、水肿患者。

健忘滋阴：莲子花生豆浆

【原料】黄豆15克，花生、熟莲子各30克。

【做法】黄豆和花生用清水浸泡6～8小时，将所有材料放入全自动豆浆机杯体中，加水至上下水位线之间，接通电源，按下指示键，煮至豆浆机提示豆浆煮好，即可饮用。

【功效】养心安神，增强记忆。主治更年期失眠、烦躁、健忘等症。

补虚养心：桂圆甜汤

【原料】桂圆肉60克，红枣40克，莲子160克，冰糖适量。

【做法】红枣去核，莲子泡软去心。将桂圆肉、红枣、莲子一并放入锅中，加6~8杯水，煮熟为止，加入适量冰糖即可食用。

【功效】补心安神，养血益脾。本汤对于有口干、尿浑浊、烦躁、睡眠不安、心悸的人来说，是最佳的清心安神甜点。

养心安神：桂圆百合粥

【原料】莲子、桂圆肉、百合各20克，大米150克。

【做法】把所有材料洗净后加水适量同煮成粥即可。每晚服用1次。

【功效】养心安神。主治抑郁症、失眠等。

清心安神：冰糖莲子

【原料】莲子500克，冰糖300克。

【做法】将莲子去皮、心，放入碗内加温水浸没，上笼蒸至软烂取出，沥去水，放入汤碗内；净锅置中火上，放入适量清水，再放入冰糖煮沸；待冰糖完全溶化，莲子浮在上面即可食用。

【功效】清心安神。适用于心神不宁的心烦失眠，以及心火上炎的口舌生疮等症。

补血安神：桂圆童子鸡

【原料】童子鸡1只，桂圆肉30克，葱、姜、料酒、精盐各适量。

【做法】将鸡去内脏、洗净，放入沸水中汆一下，捞出，放入钵或汤锅；再加桂圆肉、料酒、葱、姜、盐和清水，上笼蒸1小时左右即可。

【功效】补气血，安心神。适用于贫血、失眠、心悸。健康人食用能使精力更加充沛。

补心益气：参归炖猪心

【原料】党参50克，当归10克，猪心1个，精盐、味精各适量。

【做法】将猪心去油脂洗净，将党参、当归和猪心放入砂锅内，加水适量，用小火炖至猪心烂熟，加入精盐、味精调味即成。

【功效】补心血，益心气，养血生津。适用于气血不足、心血不足的患者，如心烦健忘、失眠多梦、面色无华、心悸怔忡等症。

养血安神：蜂蜜桂圆酒

【原料】桂圆肉150克，白酒1000毫升，白糖100克，果糖、蜂蜜各50克。

【做法】将桂圆肉放入容器里，倒入白酒，密封后放入阴凉处。刚开始的4～5日每日要把酒瓶摇一摇，过10日后用纱网滤酒，把滤过的酒液倒入容器里，放入白糖和果糖煮至化开，同时把过滤的药渣的1/5放入容

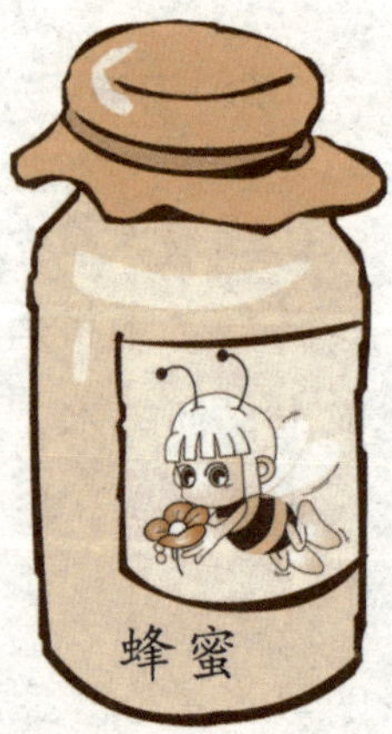

器里，加入蜂蜜，密封好放在阴凉处。1个月后将酒用纱布或者过滤纸过滤，黑褐色的药酒就制成了。每日2次，每次饮服10～20毫升。

【功效】养血安神，强健身体。适用于病后体虚、血虚萎黄、气血不足、神经衰弱、失眠健忘等症。

养心益智：桑葚玉竹茶

【原料】桑葚10枚，玉竹12克，红枣5枚。

【做法】将红枣洗净，去核，切开，与桑葚、玉竹一同置于茶杯中，冲入适量沸水，加盖闷约15分钟，即可代茶饮用。

【功效】滋阴养血，养心益智。此茶可促进血液循环，改善气血不足、面色萎黄、口干咽燥及大便干燥等症。

解郁养肝方

肝脏主疏泄，具有维持全身气机疏通畅达、通而不滞、散而不郁的作用。一旦生成不足或者消耗过大使肝脏气血亏虚，便会直接导致气机不畅，使肝脏的疏泄功能失常，疏泄不及造成肝气郁结，表现为精神抑郁、困乏无力、胸胁胀满等；疏泄太过容易造成肝气上逆，表现为急躁易怒、心烦失眠、耳目胀痛、面红目赤；肝主藏血，肝脏气血亏虚后，使肝脏藏血不足，肝血亏虚，肝体失养，阴不止阳，肝阳上亢可出现眩晕、头胀、口舌生疮。肝血不足，肝脏的调节血流量失常，会导致机体众多部位供血减少，脏腑组织失养而产生病变。肝气虚，则藏血失常，收摄无力，临床表现为吐血，女性月经量过多或者崩漏等。

养肝解毒：绿豆豆浆

【原料】绿豆100克，白糖适量。

【做法】绿豆用清水浸泡6～8小时，将泡好的绿豆倒入全自动豆浆机杯体中，加水至上下水位线之间，接通电源，按下指示键，煮至豆浆机提示豆浆煮好，加入适量白糖，充分搅拌均匀，即可饮用。

【功效】绿豆性凉，有清热解毒的功效。适用于大便干燥、牙疼、咽喉肿痛等上火症状。

益肝明目：黄芪猪肝汤

【原料】猪肝200克，菠菜100克，当归1片，黄芪15克，丹参、生地黄各7.5克，米酒250毫升，香油1汤匙，葱花适量。

【做法】当归、黄芪、丹参、生地黄洗净，加3碗水，熬取药汁备用。香油加葱花爆香后，入猪肝炒半熟，盛起备用。将米酒、药汁入锅煮开，入猪肝煮开，再放入切好的菠菜煮开，调味即可。

【功效】补益血气，益肝明目，利水消肿。适合产后气虚血少、乳汁分泌不足的妇女食用，也适宜气血虚弱的癌症患者食用。

补血养肝：首乌小米粥

【原料】何首乌30克，小米50克，鸡蛋2个，白糖少许。

【做法】将何首乌用纱布包裹，与小米同煮粥；粥熟前捞出药包，将鸡蛋打入，并加白糖少许，调匀煮熟即可。

【功效】补肝养血。适用于气虚所致的子宫脱垂，肝血气虚所致的面色不华、头晕发枯等。

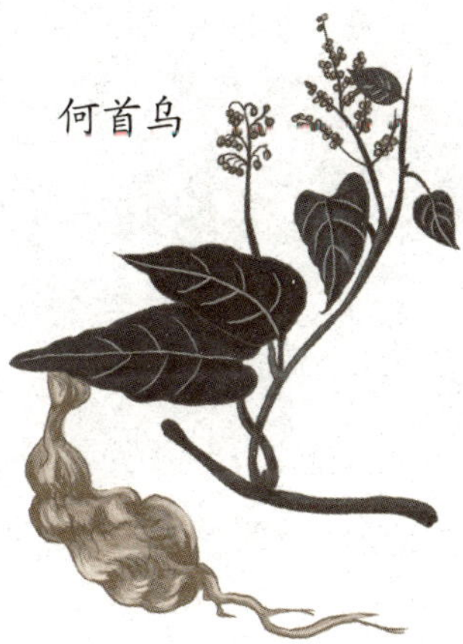
何首乌

补肝益气：归芪蒸鸡

【原料】炙黄芪100克，当归20克，嫩母鸡1只（约1500克），绍酒30毫升，味精、胡椒粉各3克，精盐、葱、姜各适量。

【做法】鸡去毛、内脏，洗净，当归切片与炙黄芪共置鸡腹内，放入盆内，加姜、葱、精盐、绍酒、胡椒粉、清水，入蒸笼蒸2小时，食时加味精。

【功效】补肝益气，养血。适用于病后气血亏虚者及老年气血不足者。

滋肝补肾：枸杞黄精首乌酒

【原料】枸杞子、黄精、何首乌各100克，白酒2000毫升。

【做法】将上3味中药洗净，一起放入广口酒瓶内，倒入白酒，盖严，浸泡7～10日即成。每日3次，每次10～20毫升。

【功效】滋肝补肾，乌发明目。适用于肝肾精血亏虚所致的神经衰弱、头目昏花、体弱乏力、阳痿遗精、老年人因肝肾不足导致的免疫能力低下等症。

滋肾养肝：枸杞党参茶

【原料】枸杞子10克，党参5克，大枣2枚。

【做法】将上3味材料置于砂锅中，加水适量，煎煮20分钟，滤渣取汁。代茶温饮，每日1剂，药渣可再煎饮用。

【功效】滋肾养肝，益气养血。适用于肾阴不足、气血亏虚所致的皮肤干燥、面色无华、神疲乏力、月经量少、腰膝无力等。

疏肝解郁：佛手酒

【原料】佛手50克，米酒1000毫升。

【做法】将佛手切成小方块，放入酒坛之中，将坛口密封盖严。每2日将酒坛摇动1次，10日后即可饮用。每日2次，每次10～20毫升。

【功效】疏肝解郁，健胃止呕，化痰止咳。适用于胃气虚寒、腹中冷痛患者。

暖胃健脾方

脾胃为气血的生化之源，就是把吃进来的食物和水液，经过消化和吸收，化生为身体所需的营养物质，然后再把这些营养物质输送到全身。脾脏得到充足的营养，脾的运化功能强健、升举有力、统血功能健全，常表现为精力充沛、肢体强健有力、面色红润、生机旺盛。如果脾气虚弱，脾生血不足，就会引起贫血，比如再生障碍性贫血就是一种。那么，暖胃健脾应如何吃呢？

养脾防衰：黄豆豆浆

【原料】黄豆100克。

【做法】黄豆用清水浸泡6～8小时，将泡好的黄豆倒入全自动豆浆机杯体中，加水至上下水位线之间，接通电源，按下指示键，煮至豆浆机提示豆浆煮好，即可饮用。

【功效】滋阴润燥，宽中和脾，利水下气。黄豆富含蛋白质、维生素和矿物质，营养价值极高，素有“豆中之王”的美誉。其中富含B族维生素、维生素E及硒，具有抗氧化、抗衰老的作用。

健脾养胃：人参大枣粥

【原料】人参1根，大枣16枚，大米100克。

【做法】鲜人参打花刀待用，大枣洗净去核；大米淘洗干净待用；将以上原料加水适量煮成粥状即可食用。

【功效】补中益气，养胃健脾，滋阴养血。适用于脾胃虚弱诸症，尤宜于气虚月经先期、量多色淡质稀，神疲乏力等症。

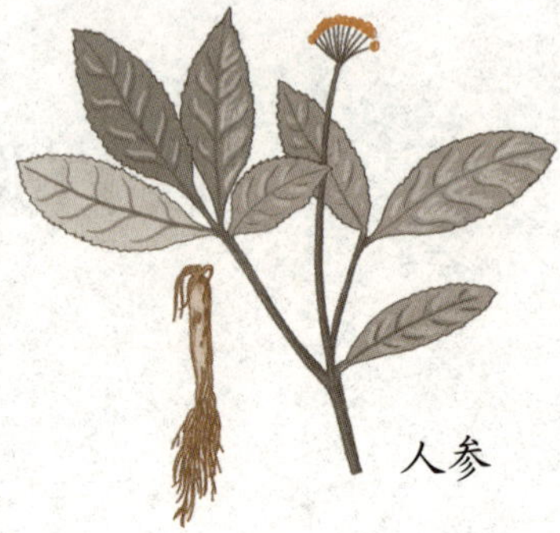

人参

益气健脾：鲫鱼豆腐汤

【原料】鲫鱼1条，豆腐400克，料酒15毫升，葱、姜、胡椒粉、精盐、味精、湿淀粉、色拉油各适量。

【做法】鲫鱼开膛去内脏，去鳞、鳃，洗净，抹干，用精盐和料酒稍腌待用；豆腐切成1厘米厚的块；炒锅烧热，放入少量油，将鲫鱼放入，煎至两面呈金黄色，加入葱、姜和足够的开水（5碗左右）；加盖，烧开后转小火（如果想要汤色雪白，就用大火煲10分钟），煲40分钟；加入豆腐，再煮5分钟左右，加精盐和胡椒粉、味精调味即可。

【功效】益气养血，健脾宽中。适用于脾虚血亏导致的儿童缺钙、佝偻病、消化不良等症。

益气健胃：黄芪人参粥

【原料】黄芪30克，人参10克，粳米90克，白糖适量。

【做法】将人参、黄芪洗净，切成片，放入锅内，加清水150毫升，用小火煎30～50分钟，去渣取汁，待用。把药汁倒入锅内，加洗净的粳米和清水，置炉上煮至米汁黏稠时离火，放入白糖，搅拌匀即可食用。

【功效】益气健胃。适用于脾气虚弱、便溏泄泻、气短乏力、胃下垂、脱肛等症。

健脾开胃：三米桂圆粥

【原料】薏米30克，紫米、糯米各80克，红枣9枚，桂圆肉、红糖各25克。

【做法】将薏米、紫米、糯米淘洗干净，红枣去核洗净切成4瓣，三种米加入适量清水同煮至沸，待米熟，再加入红枣、桂圆肉、红糖煮成粥。

【功效】健脾开胃，补益气血。适用于脾胃虚寒、营养不良、体质虚弱、消渴多尿、自汗便溏等症。

补益脾胃：山药冬笋炒鹌鹑片

【原料】鹌鹑肉500克，鸡蛋100克，冬笋120克，鸡汤60毫升，水发冬菇55克，蒸熟山药片15克，酱油、精盐、味精、胡椒面、料酒、葱、生姜、猪油、白糖、湿淀粉、普通汤各适量。

【做法】将鹌鹑肉切成薄片，冬笋切成片，冬菇斜刀切成片。姜切成4刀花片，葱切成马耳形的片，鸡蛋去黄留清。把鹌鹑片先用料酒、精盐拌匀，再放入鸡蛋清和湿淀粉拌匀。把冬菇、冬笋过水后用普通汤煨入味。用酱油、白糖、精盐、胡椒面、鸡汤、湿淀粉调配成汁。将锅烧热放入猪油，把鹌鹑片入锅滑散滑透，倒入漏勺沥去油。锅再上火，放入少许油，把葱、姜、冬笋、山药片、冬菇下锅稍煸炒，把鹌鹑片倒下去，用料酒炝锅，同时将兑好的汁搅匀顺锅边倒入，待烧沸后立即用手勺推动，最后加入味精，加点猪油即可。

【功效】补益脾胃。适用于脾胃气血两亏所致纳少、乏力、贫血、食欲不振等症。

补脾开胃：大枣花生桂圆泥

【原料】大枣12克，花生仁10克，桂圆肉15克。

【做法】将大枣用清水泡发后去核，同花生仁、桂圆肉共捣为泥，上锅蒸熟即成。

【功效】补气醒脾，调中开胃，补血止血。适用于饮酒灼伤胃黏膜而致的消化性溃疡、胃肠及子宫出血和缺铁性贫血等症。

健脾益气：大枣萝卜茶

【原料】大枣15枚，胡萝卜150克，白糖适量。

【做法】将大枣洗净，胡萝卜洗净切块，共置于锅内，水煎取汁，调入白糖，代茶饮用。每日1剂，连饮10～15日。

【功效】健脾益气，养阴润肺。适用于哮喘，症见气喘、咳嗽、痰黏难咯、舌红苔黄者。

健脾利湿：薏米酒

【原料】薏米100克，白酒500毫升。

【做法】将薏米洗净，放入瓶中，倒入白酒，浸泡15日即成。每日2次，每次饮10～20毫升。

【功效】健脾补肺，清热利湿。适用于脾失健运、水湿内停之水肿、脚气病、小便不利，湿阻经络引起的四肢拘挛、风湿痹痛，湿热阻滞之肺痈、肠痈等症。

【附注】津液不足、怀孕妇女忌用。

止咳润肺方

肺主一身之气，助心行血，促进水液输布和排泄，通过肺气和向内运动，使周身含有浊气的血液流经于肺并加以清除，使血液保持洁净；通过气体交换，将富含清气的血液输送至全身，维持呼吸运行正常，辅助心脏推动血液运行，促进水液输布排泄。正常人吃进东西后，该消化的消化了，该排出的排出去了，这是脾胃消化和运化的功能。但是一些脾胃虚弱的人，不能利用这些精微物质，就会化为痰浊等废物，储存在肺里，痰多阻滞在那里，人就会咳嗽，并伴有胸闷。如果肝脏阴虚，体内的津液减少，肺就失去了滋润，这样，娇嫩的肺脏一旦变得干燥，就会干咳不止。那么，止咳润肺应如何吃呢？

润肺止咳：糯米百合豆浆

【原料】黄豆50克，莲藕30克，糯米20克，百合5克，冰糖10克。

【做法】黄豆用清水浸泡6～8小时，糯米淘洗干净，用清水浸泡2小时，百合用清水泡发，择洗干净切碎，莲藕去皮切碎；将上述材料倒入全自动豆浆机杯体中，加水至上下水位线之间，接通电源，按下指示键，煮至豆浆机提示豆浆煮好，加入适量白糖，充分搅拌均匀，即可饮用。

【功效】润肺止咳。对肺热干渴、痰中带血、肺弱气虚等都可以起到较好的调养作用。

清心润肺：人参百合粥

【原料】人参5～6片，百合50克，粳米100克，冰糖适量。

【做法】将人参、百合、粳米加适量水浸泡1小时，小火煎煮成粥，粥将成时入冰糖调味食用。每日1～2次。

【功效】益气养阴，清心润肺。适用于胸闷气短、久咳喘嗽、心烦、失眠、自汗、盗汗、惊悸，以及神经衰弱、肺结核低热等症。

止咳平喘：猪肺虫草汤

【原料】猪肺250克，冬虫夏草15克，精盐、味精各适量。

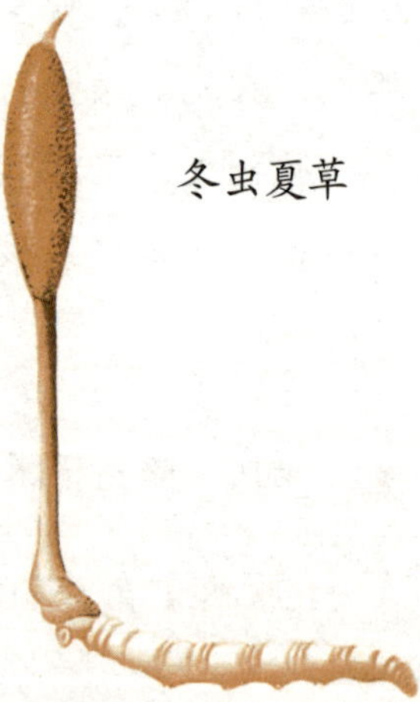

冬虫夏草

【做法】先将猪肺除去血污，清洗干净，切成小块。将猪肺与冬虫夏草同入砂锅，加水适量炖汤，待猪肺熟烂后，加入少许精盐、味精调味，饮汤食肺。

【功效】补肺益肾，止咳平喘。适用于纵酒嗜烟、损伤肺气而致气管炎、肺炎，症见久咳干咳、胸痛咯血、气短喘促、不相接续，动则尤甚，声音低怯，腰膝酸软，或尿随咳出，以及慢性支气管炎、支气管哮喘、肺癌咳喘咯血而属肺肾两虚者。

清热利肺：雪梨莲藕汁

【原料】莲藕300克，雪梨500克，冰糖5克。

【做法】莲藕去节及皮，洗净切块，捣碎后用纱布绞汁；雪梨去核，洗净切块，捣碎后用纱布绞汁；取莲藕汁、雪梨汁混合，加少许水及冰糖搅匀，即可饮用。

【功效】清热利肺，凉血止血。适用于痰中带血或肺热咳血、大便干结，肺结核、支气管扩张等。

宣肺止咳：桑菊杏仁粥

【原料】桑叶、甜杏仁、菊花、桔梗、连翘各6克，甘草3克，芦根9克，粳米60克。

【做法】将上述药材加水适量煎煮，去渣取汁；将粳米熬煮成粥；粥将熟时，加入药汁，再煮1～2沸即可。

【功效】宣肺止咳，清热疏风。适用于风温初起导致的咳嗽、微热、口微渴等症。

养肺补气：黄芪阿胶粥

【原料】黄芪15克，阿胶10克，粳米30克。

【做法】黄芪水煎取汁，用药汁煮粳米为粥，烊化阿胶，兑入粥中。

【功效】养肺补气。适用于肺气虚弱所致的咳嗽咳痰、痰中带血丝或小儿百日咳恢复期等。

补肺益气：人参鸡片

【原料】鸡脯肉200克，人参15克，冬笋、黄瓜各25克，猪油（炼制）15毫升，鸡蛋清40克，精盐、黄酒、葱、姜、香菜、香油、味精、淀粉各适量。

【做法】将鸡脯肉切成长5厘米、宽2厘米的长条。人参洗净，斜刀切成小片；冬笋、黄瓜切片；葱、姜切丝；香菜梗切长段。将鸡片加精盐、味精拌匀，再加入鸡蛋清、水淀粉拌匀。将勺内放猪油，烧至五成热时，下入鸡片滑散，熟时捞出，控净油。用精盐、味精、鸡汤、料酒兑成汁水。将勺内放底油，烧至六成热时，下入葱丝、生姜丝、笋片、人参片煸炒，再下黄瓜片、香菜梗、鸡片，烹上汁水，颠翻几下，淋上香油即成。

【功效】补肺益气。适用于五脏虚衰、久病羸瘦、心慌气短、体虚自汗、慢性泄泻、脾虚久痢、食欲不振、气虚水肿等一切气衰血虚之症。

滋阴润肺：阿胶酒

【原料】阿胶100克，黄酒500毫升。

【做法】将阿胶与黄酒放入砂锅内，在小火上煮至200毫升，待凉即可饮用。每日2次，每次10～20毫升。

【功效】滋阴润肺，补血养血，止咳止血。适用于血虚萎黄、眩晕、心悸，或肺虚火盛、温燥伤肺、热病所致的咽干痰少或痰中带血。

清肺化痰：罗汉果茶

【原料】罗汉果1个。

【做法】将罗汉果切碎，用沸水冲泡10分钟后，不拘时饮服。每日1～2次，每次1个。

【功效】清肺化痰，止渴润喉。主治慢性咽喉炎，肺阴不足、痰热互结而出现的咽喉干燥不适、喉痛失音或咳嗽口干等症。

固精养肾方

中医学认为，肾是机体生命活力的源泉，贮藏着禀受父母之精和繁衍下一代之精，故有“肾为先天之本”的说法。肾中精气充足，人体的生长发育及生殖功能就正常，机体的各个脏腑、器官、组织就能正常地发挥其各自的生理功能，表现为面色红润，齿固发黑，耳聪目明，记忆力好，性功能正常，身体强健有力，反应敏捷。如果肾脏虚损，肾中精气不足在小儿可导致生长发育迟缓，智力低下；在成年人则出现牙齿松动脱落、头发稀疏、耳鸣耳聋、视物昏花、腰膝酸软、记忆力下降、性功能减退、体弱无力、反应迟钝等一系列早衰现象。那么固肾养精应如何吃呢？

滋阴补肾：黑豆糯米豆浆

【原料】黑豆70克，糯米30克。

【做法】黑豆用清水浸泡6～8小时，糯米略泡淘洗干净。将黑豆、糯米放入全自动豆浆机杯体中，加水至上下水位线之间，接通电源，按下指示键，煮至豆浆机提示豆浆煮好，即可饮用。

黑豆

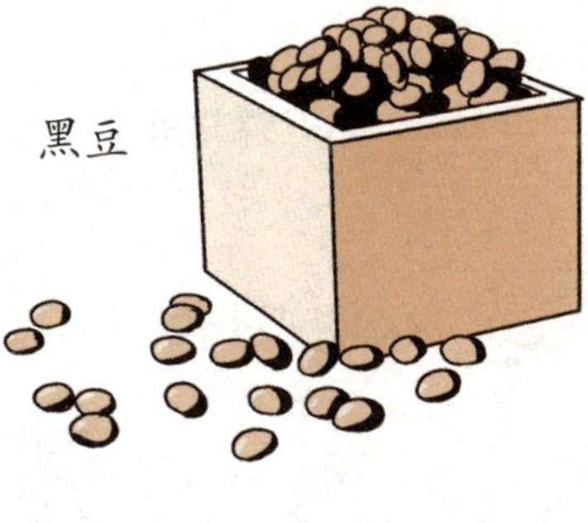

【功效】滋阴补肾，健脾养胃。对肾虚体弱、腰痛膝软、身面水肿、脾胃虚寒、食欲不佳、腹胀腹泻有一定缓解作用。

补肾益阴：黑豆豆浆

【原料】黑豆80克，白糖适量。

【做法】黑豆用清水浸泡6～8小时，将泡好的黑豆倒入全自动豆浆机杯体中，加水至上下水位线之间，接通电源，按下指示键，煮至豆浆机提示豆浆煮好，加入适量白糖，充分搅拌均匀，即可饮用。

【功效】补血安神，明目健脾，补肾益阴。适合肾虚患者的日常调养。

补肾强身：鱼肚粥

【原料】粳米100克，鱼肚50克，鸡汤、精盐、味精各适量。

【做法】将干鱼肚用冷水浸泡后，入冷水锅烧沸，鱼肚倒入盆内，加盖涨发；待水凉后，再烧沸后加盖涨发一次；至鱼肚色白松软如海绵，漂洗干净，切成丁；粳米淘洗干净，用冷水浸泡半小时，捞出，沥干水分；取锅放入冷水、粳米，用大火煮沸；加入鱼肚丁、鸡汤，再改用小火煮至粥成；用精盐、味精调好味，即可盛起食用。

【功效】养精止血。适用于体质虚弱、肾精亏虚等。

滋阴补肾：黑白木耳汤

【原料】黑木耳、银耳各10克，冰糖30克。

【做法】将木耳、银耳用温水泡发（木耳撕成小块），拣去蒂及杂质，洗净放入锅内；加清水3杯煮沸后，用小火煮1小时，加入冰糖即可。

【功效】滋阴补肾，润肺养血，润燥。适用于阴虚津亏血燥所致的皮肤燥裂状，如鱼鳞、口干舌燥、大便秘结等症。

健脾补肾：芡实糯米鸡

【原料】芡实、莲子各50克，乌鸡1只（约500克），糯米100克。

【做法】将乌鸡去内脏，洗净，将莲子、芡实、糯米放入鸡腹中，用线缝口，放在砂锅内，加水适量，用小火炖烂熟，调味即可。

【功效】健脾补肾，除湿止带。适用于肾气不固所致的白带量多、淋漓不尽、月经不调、遗精滑泄、食欲不振、腰膝酸软等症。

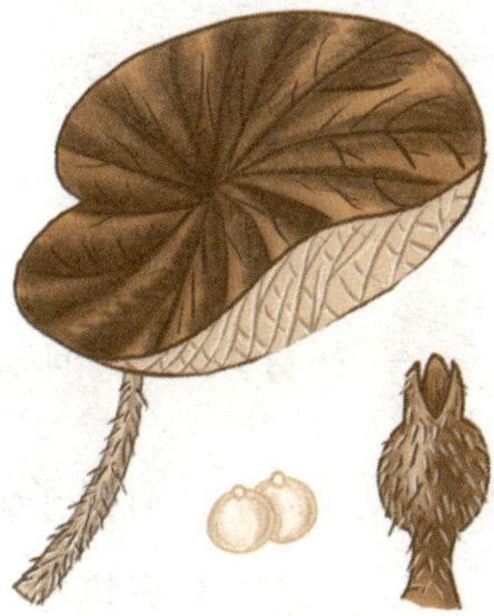

芡实

补肾敛精：山药山萸粥

【原料】山萸肉60克，山药30克，粳米100克，白糖适量。

【做法】将山萸肉、山药煎汁去渣，加入粳米、白糖，煮成稀粥。

【功效】补肾敛精，调理冲任。适用于肾气亏虚所致的头昏耳鸣、腰腿软弱、女子崩漏带下或遗精早泄等症。

补肾固精：参麦甲鱼

【原料】甲鱼1只，人参10克，麦冬6克，鸡汤、姜、葱、精盐、黄酒、味精、胡椒粉各适量。

【做法】将甲鱼宰杀，放沸水中烫15分钟左右，取出裙边留用。剖开甲壳，撕去甲壳上的粗皮，去除内脏和头、爪，清洗干净，切成小块。人参、麦冬洗净。将人参、麦冬、姜（切片）片、葱（切段）段、精盐和料酒放入大碗内，放上甲鱼块，盖上甲鱼壳，加入鸡汤，上笼蒸1小时左右。酌加味精、胡椒粉调味。

【功效】补肾固精，健脾润肺。适于肺肾亏虚、阳痿、早泄、咳嗽、气促和年老体弱、病后体虚者。健康人经常食用，有防瘟抗老之功效。

补肾明目：枸杞猪肾粥

【原料】枸杞子12克，猪肾1只，大米100克，精盐5克。

【做法】把枸杞子洗净，去杂质；猪肾洗净，一切两半，去臊腺，切小颗粒；大米淘洗干净；锅内加适量水，把大米、猪肾、枸杞子放入锅内；把锅置大火上烧沸，再用小火煮45分钟即成。

【功效】补肾明目。高血压病、肾阴亏损、盗汗、头晕患者食用效果尤佳。

补肾益精：杜仲黑芝麻酒

【原料】炒黑芝麻、杜仲、怀牛膝各3克，丹参、白石英各15克，白酒1000毫升。

【做法】将诸药研成粗末，装入纱布袋，扎紧口，置容器中，加入白酒，摇动均匀，密封浸泡7～10日，启封后滤去药渣，澄清装瓶备用。每日2次，每次饮服10～20毫升。

【功效】补肝肾，益精血，强筋骨，活血利尿。适用于肝肾不足所致的腰腿酸软、筋骨痿弱、精血亏虚、头晕目眩、风湿痹痛、大便秘结等症。

第5章

美容瘦身，女人美丽有诀窍

除了健康的身体和稳定的工作之外，美丽可以称得上是女人的又一项“事业”。美容、化妆品是最常规的粉饰之法，渐渐地，更多的人开始认识到那些抹、涂已经遮挡不住岁月留下的沧桑了，无情的事实使更多女性认识到内在调理的重要性。很多食物性味平和，还具有美颜、瘦身的功效，效果来得慢却更持久，且无毒副作用。

悦颜去皱方

女人在年轻的时候皮肤光滑有弹性，那是因为皮肤下充满了脂肪。随着年龄的增长，皮肤得不到足够的营养，皮肤下的脂肪就会减少，组织也会萎缩，皮肤就会变得松弛，这时候脸上就会出现皱纹，连身上、手上的皮肤都会出现皱纹。所以只有给皮肤补充足够的营养，才不会衰老。

丰肌泽肤：桑葚葡萄粥

【原料】桑葚、白糖各30克，葡萄干10克，薏米20克，粳米50克。

【做法】将桑葚、薏米洗净，用冷水浸泡数小时。淘洗净粳米，置铁锅中，加桑葚、薏米及浸泡水，加葡萄干，先用大火煮开，再改用小火煨粥，粥成时加入白糖，搅拌匀。每日1剂，早晚各1次。

【功效】滋阴补肾，健脾利湿，丰肌泽肤。适用于身体虚弱、体瘦而皮肤皱纹多、不光洁者。

益气悦肤：薏米山药粥

【原料】薏米、山药各30克，大枣12枚，小米100克，白糖20克。

【做法】将大枣洗净去核，切细条；将山药研成细末；将小米洗净置于砂锅中，加入大枣、薏米、山药末及适量水，小火煨粥，粥成时加入白糖搅拌匀即可。

【功效】健脾和胃，益气悦肤，清利湿热。适用于脾胃两虚而颜面多皱者，以及脾胃功能较差的中老年人。

润肤安神：大枣百合粥

【原料】大枣12枚，小麦仁60克，甘草(干品)、百合(干品)各10克，红糖30克。

【做法】将甘草、百合洗净，共煎汁；大枣、小麦仁洗净。将大枣、小麦仁、药汁及红糖一起放在砂锅内，同煮成粥。趁热食用，每日1～2次。

【功效】益气健脾，宁心安神，除烦润肤。久用可改善不良情绪，增进食欲及使皮肤红润细白，还可防止皮肤衰老，减少皮肤皱纹。

补血润肤：银耳菊花糯米粥

【原料】银耳10克，菊花5朵，糯米50克，蜂蜜适量。

【做法】将菊花洗净、银耳水发同糯米煮粥。粥熟后调入蜂蜜服用，每日2次。

【功效】补气血，嫩皮肤，美容颜。适用于颜面苍老、皮肤粗糙干皱。常服可使人肌肉丰满，皮肤嫩白光润。

润肤抗皱：杏仁牛奶芝麻糊

【原料】杏仁150克，核桃75克，白芝麻、糯米各100克，黑芝麻200克，鲜牛奶250毫升，冰糖60克，枸杞子、果料各适量。

【做法】先将糯米用温水浸泡30分钟，白芝麻炒至微香，再与上述原料一起捣烂成糊状，用纱布滤汁，将冰糖与水煮沸，然后倒入糊中搅拌匀，撒上枸杞子、果料小火煮沸，冷却后食用。每日早晚各100克。

【功效】润肤养颜，延缓皮肤衰老，抗皱去皱。可强壮身体，益寿延年，滋补肝肾，润养脾肺，适用于肺阴虚的干咳、皮肤干燥及胃肠阴虚所致的便秘等症。

紧致肌肤：杏仁松子豆浆

【原料】黄豆70克，甜杏仁10克，松子5克，冰糖适量。

【做法】黄豆用清水浸泡6～10小时，捞出洗净；甜杏仁洗净，碾碎；松子去壳，碾碎；将泡好的黄豆、甜杏仁、松子一同放入全自动豆浆机杯体中，加水至上下水位线之间，接通电源，按下指示键，煮至豆浆机提示豆浆煮好，即可饮用。

【功效】此豆浆中甜杏仁能促进皮肤微循环，与松子搭配制成豆浆，可润肤养颜、紧致肌肤。

荣养肌肤：润肌养颜茶

【原料】大生地12克，积雪草、生山楂各15克，蔗糖少许。

【做法】将上述药材共切碎捣研成粗末状，混匀，开水煎煮后加蔗糖少许。代茶频频饮服，每日1剂。

【功效】清热凉血，荣养肌肤。适用于皮肤粗糙、衰老、瘙痒等症。

祛斑洁面方

祛斑洁面方是指具有祛除各种色斑，使面部洁净光润作用的一类方剂。其作用机制为内以理气活血、疏肝清热、宣肺补肾，外以祛风活血、清热解毒、祛斑莹肌。

使用祛斑洁面剂时应尽量减少或避免强烈日光照射，少吃辛辣燥热之物，保持心情舒畅。

祛斑增白：瓜仁桂花汤

【原料】冬瓜子仁250克，桂花200克，陈皮100克，米汤适量。

【做法】将冬瓜子仁、桂花、陈皮共研成粉末，用米汤调匀后饮用。

【功效】清肺热，润大肠，养阴润燥。此汤每日饮3次，每次用粉末10克，连饮月余，即可达到祛斑增白的效果。适于面部色斑沉着的女性食用。

益寿悦色：桂圆首乌羹

【原料】桂圆肉20颗，制首乌15克，当归6克，红枣6枚，冰糖50克。

【做法】将制首乌、当归去净杂质，烘干研成粉末；红枣去核，洗净，切成细粒；桂圆肉剁细。净锅置中火上，加入清水约700毫升，加入制首乌、当归粉末，煮几开之后，下桂圆肉、红枣、冰糖熬成约300克的羹汤即成。

【功效】制首乌补肝肾，益精血，黑头发，悦颜色，久服益寿。当归补血和血；桂圆补精益髓，美颜色，润肌肤；红枣养脾气，平胃气，通九窍，助十二经，久服轻身延年。此羹有美容颜、润肌肤之功效。女性常吃可葆青春常在。

补血养颜：猪肾山药汤

【原料】猪肾2只，山药100克，枸杞子、沙参、薏米各50克，料酒、精盐、姜、葱各少许。

【做法】猪肾洗净，切开，除去筋膜，放冷水中浸泡2小时，每隔半小时换水1次，最后用热水焯一下去臊味，切成小丁，备用；山药去皮洗净，切丁，与枸杞子、沙参、薏米一起放入锅中，再加入猪肾及水适量，并加料酒、精盐、姜、葱等，先以大火煮沸，再以小火炖至熟，即可食用。

【功效】补肾健脾，补血养颜。本方用猪肾补肾，山药健脾，枸杞子补养肝血，沙参和胃养阴，薏米化湿祛斑美容。

养颜消斑：养颜消斑汤

【原料】百合30克，白芷、香附子各10克，白芍、糯米各20克，蜂蜜50克。

【做法】百合、白芷、香附子、白芍、糯米等5味，加水500毫升，煮汁取200毫升；再加水煎，取汁200毫升。2次汁混合搅拌后，和入蜂蜜，调匀食用。

【功效】养颜消斑，祛风除湿。本方用白芍柔肝敛肝，香附子疏肝理气，白芷祛风养颜，百合养肺滋阴，糯米和中养颜。加上蜂蜜，可润肠泽肤。

健脾利湿：七宝祛斑饮

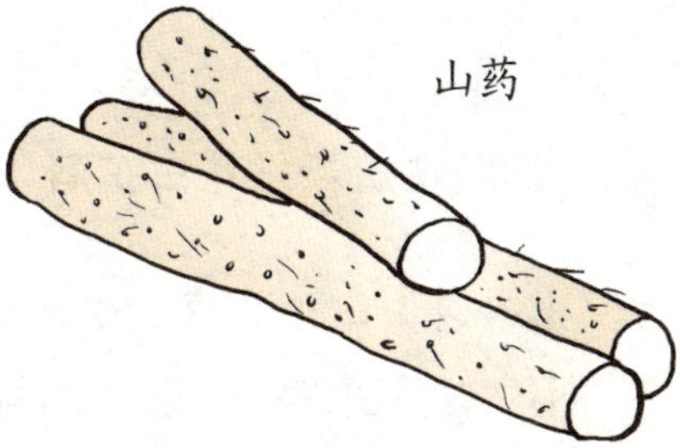

【原料】山药30克，薏米、生芡实、白扁豆各10克，莲子、赤小豆各15克，大枣10枚。

【做法】将上7味洗净，入锅，加水2000毫升，煎1～2小时，即可饮用。

【功效】健脾利湿，分清别浊。本方适用于脾虚湿盛、湿郁瘀阻、中焦失运、久遏化热而致的黄褐斑。

滋润皮肤：黄花菜炖猪蹄

【原料】黄花菜30克，猪蹄1只，姜、葱、精盐、料酒各适量。

【做法】黄花菜放入清水中泡发，去老梗，洗净备用；姜切片，葱切段；将猪蹄去毛，洗净，剁成块，冷水下锅焯掉血水，过冷水洗净，沥干备用；锅中加入适量清水，将猪蹄、料酒、姜片、葱段大火烧开，再改用小火炖至猪蹄熟，放入黄花菜炖至猪蹄熟烂入味，加适量精盐即可。

【功效】滋润皮肤。此菜可增强皮肤韧性和弹性，保护表皮与真皮细胞，使皮肤润滑柔嫩，色斑减退。

养血活血：党参红花茶

【原料】党参、麦冬各10克，红花5克。

【做法】将诸药置于砂锅中，加水适量，煎沸20分钟，滤渣取汁。代茶温饮，每日1剂，药渣可再煎服用。

【功效】补气生津，养血活血。适用于皮肤干燥、面色无华或面生色斑者。

润肤祛斑：桃花白芷酒

【原料】白芷30克，桃花250克，白酒1000毫升。

【做法】采摘3月刚开的桃花阴干；与白芷同浸入酒中，容器密封，1个月后即可饮用。每日早、晚或晚上饮酒1～2盅，同时倒少许酒于掌中，双手对擦，待手发热后，来回擦面部患处，一般使用30～60日后，面部黑斑可消失，面色变红润光泽。

【功效】活血通络，润肤祛斑。适用于面色晦暗、黄褐斑或产后面黯等。

润肤增白方

每个女性都希望拥有一张洁白无瑕的脸，除了日常的保养之外，我们也可以选择吃一些有此功效的食品，此节为爱美的女性朋友介绍一些美颜的食谱。

祛斑美白：牛奶核桃糊

【原料】核桃仁300克，牛奶、豆浆各200毫升，黑芝麻200克。

【做法】将核桃仁、黑芝麻倒入食品搅拌机磨碎，然后将牛奶与豆浆混合慢慢倒入搅拌机，边倒边磨，将已浓稠的核桃糊倒进锅里煮沸即可。

【功效】养颜美白，滋阴润燥，补虚养血。牛奶是补虚佳品，能够健脾益胃、生津润肠；核桃仁则能够补肾强精、润肠通便。因此，女性常吃此糊能够祛斑美白。

补血和血：金针鸡肉汤

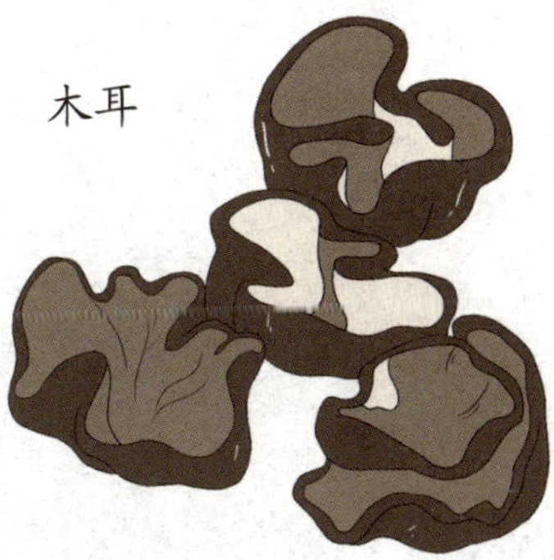
木耳

【原料】鸡肉150克，金针菜60克，冬菇3个，木耳30克，大葱1根，精盐、味精各适量。

【做法】金针菜、木耳、冬菇用清水泡发，择洗干净；冬菇切成丝；

鸡肉洗净，切丝，用精盐拌匀；葱洗净，切花。金针菜、冬菇丝、木耳放入开水锅内，用小火煮沸几分钟，再放入鸡丝煮至熟，放葱花、精盐、味精调味即可。

【功效】补血和血，健美养颜。适用于面色无华、早衰面枯。对病后体虚、贫血或神经衰弱、高血压病等也有疗效。

养血生津：香菇红枣汤

【原料】干香菇20只，红枣8枚，料酒、精盐、味精、姜片、花生油各适量。

【做法】将干香菇先用温水泡发至软，再用凉水洗去泥沙；将红枣洗净，去核。用有盖炖盅，加进澄清过滤的泡发香菇的水和加入适量清水，再放入香菇、红枣、精盐、味精、料酒、姜片、熟花生油少许，盖上盅盖，上蒸笼蒸1小时左右，出笼即可食用。

【功效】健胃益气，养血生津，健脾养胃。适用于脾胃虚弱、营养不良、气血亏损等症引起的面容枯槁、气血不正等症。红枣和香菇相搭配是很好的健美、抗衰老食品，能使女性容颜靓丽，青春久驻。

美白润肤：茯苓贝母梨

【原料】茯苓15克，川贝母10克，梨1000克，蜂蜜500克，冰糖适量。

【做法】将茯苓洗净，切成小方块；川贝母去杂洗净；梨洗净，去核，切成丁；将茯苓、川贝母放入砂锅中，加入适量水，用中火煮

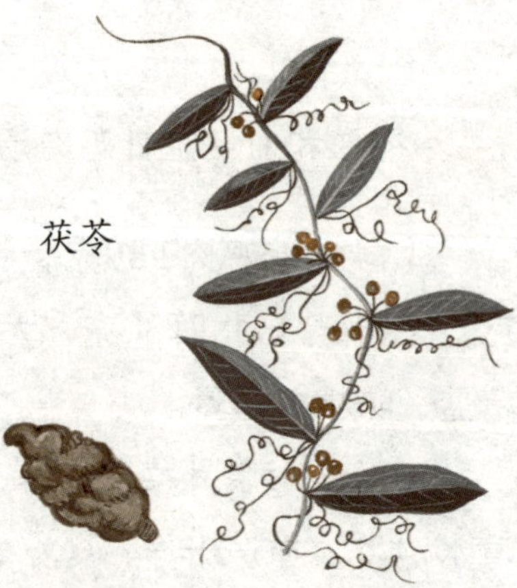

茯苓

熟，再加入梨、蜂蜜、冰糖继续煮至梨熟，出锅即成。

【功效】清热生津，润肺化痰，止咳平喘。茯苓具有健脾利胃、利水渗湿、宁心安神、强健机体、美容颜的作用。川贝母为止咳化痰、平喘、清热润肺之良药。几物相合，其清热润肺、生津止咳平喘的作用增强。常吃可美容颜、抗衰老，使皮肤滑润细嫩，并富有弹性。

润肤祛斑：玉露美肤饮

【原料】雪梨200克，葡萄300克，甘蔗250克，天然蜂蜜100克。

【做法】将雪梨、葡萄、甘蔗洗净一起放进榨汁机中榨汁，除渣，加蜂蜜调匀装进干净容器盖好，饮用时倒出即可。

【功效】雪梨清肺润肠，葡萄活血健脾，蜂蜜去火解毒。冲入温开水饮用，每日早、晚各1次，久服，可使皮肤光洁无斑。

滋润肌肤：莴笋樱桃养颜汤

【原料】莴笋100克，鲜樱桃60克，水发香菇80克，莲子50克，料酒、味精、精盐、酱油、白糖、姜汁、水淀粉、植物油、香油各适量。

【做法】莴笋洗净，切片；水发香菇洗净，切片；樱桃洗净。锅中倒入植物油烧热，放入香菇煸炒，加入适量姜汁、料酒、酱油、白糖、精盐、清水煮沸，放入莲子，转小火炖10分钟。将莴笋片放入锅中，加味精调味，用水淀粉勾芡，最后放入樱桃稍煮，淋上香油调味即可。

【功效】美容养颜，滋润肌肤。经常食用本品可使皮肤光洁、白嫩。

降脂减肥方

肥胖是指由于能量摄入长期超过人体的消耗，使体内脂肪过度积聚，体重超过一定范围的一种营养障碍性疾病。实测体重超过标准体重20%以上，并且脂肪百分率超过30%者称为肥胖。实测体重超过标准体重，但低于20%者称为超重。

当身体的脂肪超出正常的标准，人们就看起来特别的臃肿。所以减肥最直接的目的，就是减少脂肪。既然脂肪是从饮食上吸收的，那么想要减脂的话，我们就从饮食上入手。下面就为大家介绍几种非常营养又极具降脂功效的食谱，让脂肪彻底远离您，减肥也从此不再是难题。

清热降脂：海带烩鸡柳

【原料】海带100克，鸡脯肉50克，红尖椒、绿尖椒各20克，葱末、姜末、精盐、味精、色拉油、淀粉各适量。

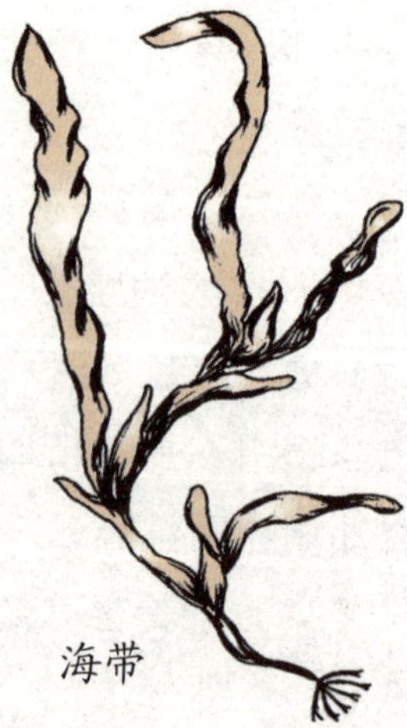

海带

【做法】海带用水泡开、洗净、切成条，红、绿尖椒去籽后切成条，用沸水焯一下；鸡脯肉切成条，用适量精盐、味精、淀粉码味后，下油锅过一下油，捞起后待用；锅内放少许油，下入葱末、姜末炒香，加适量水，并放入全部原料烩3分钟，调味后，用淀粉勾芡即成。

【功效】海带清热利水，有祛脂降压的作用。它所含的多种矿物质及维生素能减少人体摄入的脂肪在心脏、血管、肠壁的沉积，堪称消脂减肥的佳品。

消肿祛湿：冬瓜莲叶汤

【原料】冬瓜300克，鲜莲叶1片，干莲叶25克，扁豆、薏米各50克，枸杞子10克，生姜、精盐各适量。

【做法】扁豆、薏米洗净并泡1小时备用。将1500毫升的清水注入锅中煮开后，放入鲜莲叶、干莲叶煮15分钟。将冬瓜、薏米、扁豆、枸杞子、生姜放入锅内，大火煮10分钟，转小火继续炖2小时，加入少许精盐即可食用。

【功效】祛湿消肿，利尿通便。冬瓜中含有丙醇二酸，对防止人体发胖增进形体健美有很好的作用，适合减肥的人食用。

减肥通便：哈密瓜百合汤

【原料】哈密瓜400克，百合100克，陈皮3克，精盐少许。

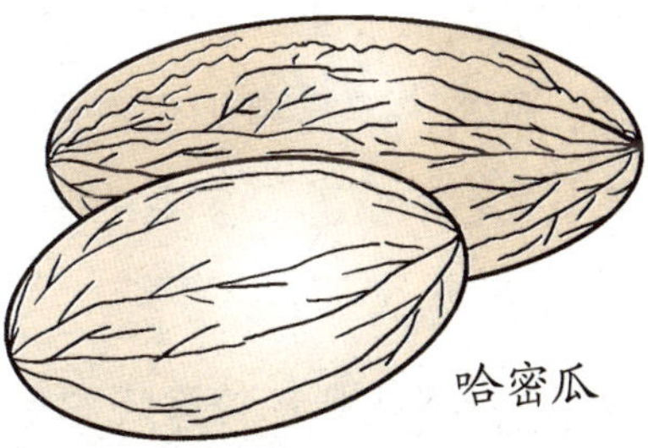

哈密瓜

【做法】哈密瓜洗净去皮、去籽、切成块状。陈皮浸泡至软，去除瓜瓤，百合冲洗干净备用。锅内放入适量清水，加入所有材料用大火煲30分钟，转小火煲2小时，加入适量精盐调味，即可食用。

【功效】哈密瓜有清凉消暑、生津止渴的作用，同时可以通肠利便，有利于减肥；百合可以养阴益气，清心安神，可谓修身养性之佳品。

消肿祛脂：三色冬瓜丝

【原料】冬瓜200克，胡萝卜50克，绿尖椒20克，精盐、味精、色拉油、淀粉各适量。

【做法】冬瓜、胡萝卜、绿尖椒切成丝，用温油过一下，捞起后待用；全部蔬菜再用沸水焯一下，以便去除油腻；锅内放少许油，下入全部原料翻炒，调味后勾芡，即可食用。

【功效】冬瓜味甘淡而性微寒，具有利水消肿的功效，可去除身体多余的脂肪和水分，起到减肥作用。

减肥瘦身：韭菜炒黄喉丝

【原料】韭菜150克，黄喉、胡萝卜各50克，精盐、味精、色拉油、淀粉各适量。

【做法】韭菜洗净、切段，黄喉、胡萝卜洗净、切丝；用沸水将全部原料焯一下，捞起后待用；锅内放少许油，下入全部原料一起炒，调味后，用淀粉勾薄芡，即可食用。

【功效】韭菜除了富含钙、磷、铁、蛋白质和维生素等多种营养物质外，还含有大量纤维，能增强胃肠的蠕动能力，加速排出肠道中过剩的营养及多余的脂肪。

消脂减肥：竹笋烧鸡条

【原料】鲜竹笋500克，熟鸡肉250克，葱、姜、料酒、白糖、精盐、味精、鸡汤、植物油各适量。

【做法】将鲜竹笋剥去外壳洗净，入沸水中焯煮10分钟，再放入清水中浸泡1小时，切成4厘米宽的条。鸡肉切条；姜洗净，切片；葱洗净，切段。锅置火上，下油烧至五成热时，放入笋条煸炒加鸡汤、鸡肉条烧沸，烹入料酒，下姜片、葱段烧至竹笋熟时拣出，下白糖、味精、精盐调味，即可食用。

【功效】清热益气，消脂减肥。竹笋是低脂肪、多纤维食物，有清热化痰、利膈爽胃、消渴益气的作用，能促进胃肠蠕动、助消化。

消脂开胃：普洱减肥茶

【原料】熟普洱茶5克。

【做法】将熟普洱茶置于茶杯（壶）中，冲入沸水后，快速将茶汤倒去，以此清洗茶叶表面的杂质，再冲入沸水，闷泡3分钟，将茶汤滤出，即可饮用。可反复冲泡3～5次。

【功效】普洱茶味道清香，茶色如枣，具有消脂、开胃、去腻、减肥的作用，适宜冬季饮用。

轻身减肥：地黄麻仁酒

【原料】鲜地黄汁500毫升，火麻仁、杏仁各500克，细曲750克，糯米2500克。

【做法】火麻仁去杂质，捣碎。杏仁用清水浸泡24小时，去皮、尖，晒干，以小火微炒，捣烂如泥。糯米用清水淘洗干净，取米泔水与火麻仁末、杏仁末和细曲混合拌匀，置坛内，密封储存，20日后加入地黄汁（无须搅拌），密封储存2个月，过滤装瓶即成。每日2次，每次饮服10～20毫升。

【功效】清热凉血，润肠通便，轻身减肥。适用于肥胖、贫血、须发早白、肺虚久咳、体虚早衰等症。

乌发亮发方

中医学认为，发为血之余，发为肾所主；肾之华在发，血之荣在发。要想使头发乌黑，不仅要精心护理外部，更要保证肾之精气旺盛，因此，食物在乌发亮发中有非常重要的作用。

滋阴养血：首乌蛋汤

【原料】何首乌30克，鸡蛋2个。

【做法】先将鸡蛋刷洗干净，砂锅内放入清水，把鸡蛋连皮同何首乌共煮半小时，待蛋熟后去壳再放入砂锅内煮半小时即成。先吃蛋，后饮汤。

【功效】滋阴养血。用于治疗须发早白、脱发过多、未老先衰、遗精、白带过多、血虚便秘、体虚头晕等症。更适用于虚不受补者服用。

凉血滋阴：桑葚乌鸡汤

【原料】桑葚、熟地黄各30克，紫草、侧柏叶各10克，牡丹皮5克，乌鸡1只，精盐适量。

【做法】将乌鸡去毛、皮及内脏，其他材料洗净，放入乌鸡腹腔里，用线或绳捆扎好，放入锅中，加清水适量煎煮，煮至乌鸡肉熟烂，加入精盐调味即可，饮汤吃鸡肉。

【功效】凉血滋阴。用于阴虚血热之白发、脱发等。

乌发养发：芝麻蜂蜜豆浆

【原料】黄豆70克，黑芝麻20克，蜂蜜适量。

【做法】黄豆用清水浸泡6～10小时，捞出洗净；黑芝麻洗净、沥干，将泡好的黄豆、黑芝麻一同放入全自动豆浆机杯体中，加水至上下水位线之间，接通电源，按下指示键，煮至豆浆机提示豆浆煮好，饮用时调入蜂蜜即可。

【功效】养颜润肤，乌发养发。适合因肝肾不足所致的脱发、须发早白的中老年人饮用。

补血养发：花生黑芝麻豆浆

【原料】黑豆70克，花生仁15克，黑芝麻10克。

【做法】黑豆用清水浸泡6～10小时，捞出洗净；花生仁洗净，黑芝麻洗净、沥干；将泡好的黑豆、花生仁、黑芝麻一同放入全自动豆浆机杯体中，加水至上下水位线之间，接通电源，按下指示键，煮至豆浆机提示豆浆煮好，即可饮用。

【功效】补血养发，养颜润肤。可以改善脱发、须发早白、非遗传性白发等症状。

乌发明目：黑桑葚酒

【原料】女贞子、旱莲草、黑桑葚各60克，黄酒1500毫升。

【做法】将女贞子、旱莲草粗碎，桑葚捣烂，同置入纱布袋中，扎紧口。

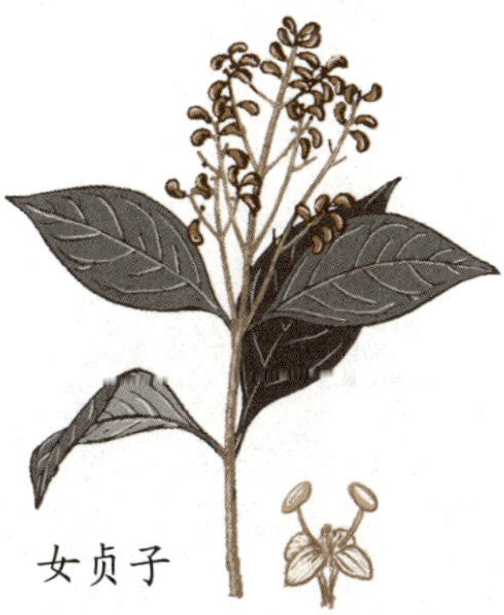

女贞子

浸入黄酒坛内，加盖密封，置于阴凉干燥处。每日摇动数下，14日后即可饮用。每日早、晚各饮1次，每次温服10～20毫升。

【功效】补肝益肾，乌发明目，凉血润肠。适用于肝肾不足所致的须发早白、头晕目眩、腰膝酸软、耳聋耳鸣者，肝肾阴虚者尤宜。

润肤乌发：首乌生发茶

【原料】人参、当归、玉竹、黄精、制首乌、枸杞子各30克，黄酒1500毫升。

【做法】将上述各药切成小片与黄酒一起置入容器中，密封浸泡7天即成。早、晚各1次，每次20毫升。

【功效】润肤乌发，健身益寿。适用于身体羸弱、容颜憔悴、面色无华、皮肤毛发干燥，甚则须发枯燥等症。

第 6 章

小儿疾患，祛病健身“从娃娃抓起”

现在的孩子是家长的手中宝，捧着怕摔了，含着怕化了。孩子只要有一点不舒服，全家人就跟着吃不好，睡不好，时时刻刻担心，恨不得替孩子生这场病。可是由于孩子的免疫力和抵抗力低下，不知道如何有效地保护自己，所以容易受到疾病的侵袭。除了带孩子去医院求医治疗外，家长也可以掌握一些食疗方，以帮助孩子早日恢复健康。

咳嗽方

小儿咳嗽是呼吸系统疾病中常见的病症。由于宝宝肺脏及各系统发育不完善，易受外界邪气影响，而身体对外界影响的一个自发性反应就是咳嗽，咳嗽是人体的一种保护性呼吸反射动作。

咳嗽的产生，是由于异物、刺激性气体、呼吸道内分泌物等刺激呼吸道黏膜里的感受器，这种冲动通过传入神经纤维传到延髓咳嗽中枢，引起咳嗽。宝宝咳嗽时大多数情况下还会伴有感冒的其他症状。不过有时候，宝宝咳嗽也可能是哮吼、呼吸道合胞病毒、过敏、肺炎等疾病造成的。那么，小儿咳嗽可采取哪些食疗方呢？

风热咳嗽：川贝雪梨汤

【原料】川贝母、枸杞子各10克，雪梨2个，精盐少许。

【做法】将雪梨去皮、核，切3厘米长、2厘米宽的块；川贝母、枸杞子用清水浸泡。将雪梨、川贝母、枸杞子、精盐放入炖锅内，加入清水，将锅置大火上烧沸，再用小火煮45分钟即成。

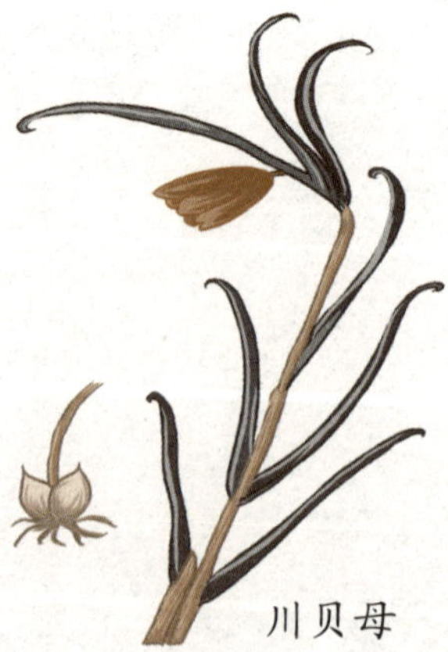
川贝母

【功效】健脾补肺，清热散结，生津润燥，化痰止咳。对风热咳嗽有很好的疗效。

清热止咳：百日咳茶

【原料】扛板归（贯叶蓼）干品30克。

【做法】先将扛板归炒适度后，加冰糖适量，用水煎代茶饮。每日1剂，不拘时，当茶温饮。

【功效】清热解毒，化痰止咳，利水消肿。适用于百日咳的初咳期及痉咳期。

补肺止咳：杏仁猪肺汤

【原料】猪肺1具，杏仁30克，生姜15克，精盐、酱油、食用油、胡椒粉各适量。

【做法】将猪肺洗净，切成块；生姜切成片。炒锅中放食用油少许，烧热后把猪肺放入翻炒，加入杏仁、生姜、精盐、酱油、胡椒粉，置火上用小火煨炖，至熟烂后即可服食。

【功效】补肺止咳，散寒解表。适用于因秋冬气候干燥引起的燥热咳嗽、肺气不足、大便燥结、喉咙干燥等症。

宣肺止咳：芥菜姜汤

【原料】鲜芥菜80克，鲜姜10克，精盐少许。

【做法】将芥菜洗净后切成小块，鲜姜切片，加清水4碗煎至2碗，以精盐调味。每日分2次服，连用3日见效。

【功效】宣肺止咳，疏风散寒。适用于风寒咳嗽，伴头痛、鼻塞、四肢酸痛等症。

化痰止咳：南杏润肺汤

【原料】南杏仁12克，北杏仁9克，蜜枣4枚，猪肺200克，食用油少许。

【做法】南杏仁、北杏仁去皮，猪肺洗净切成小块；用少许食用油在铁锅中炒透，加适量开水，与蜜枣同放在砂锅内，煲1～2小时，即可食用。

【功效】补益肺气，化痰止咳。适合2岁以上的患儿，尤其适合肺气弱、易咳嗽的小儿平时饮用，也可用于肺炎恢复期调补身体。

清肺去火：双雪冰糖煲

【原料】雪梨1个，银耳（雪耳）半朵，冰糖适量。

【做法】雪梨洗净，去皮、核，切成小块，银耳洗净后浸软，去蒂，撕成小块；将雪梨、银耳、冰糖同放入砂锅内，加入适量清水，小火炖1小时即可。

【功效】清肺去火，清心润肺，祛痰止咳。适合10个月以上的患儿，能促进食欲、帮助消化、润燥消风，并有利尿通便和解热的作用。

呕吐方

小儿呕吐是指小儿胃或部分小肠内容物被强制性地经口排出，常伴有恶心并有强力的腹肌收缩。由于小儿胃肠功能尚未健全，呕吐是常见症状。表现为食后呕吐，呕吐物酸臭或清稀黏液。中医学认为，呕吐是宝宝先天禀赋不足、脾胃虚弱或因乳食不节、冷热失调或惊吓等因素均可能导致脾胃功能失调所致。

严重的呕吐会使体液丧失过多，出现气阴亏损。长期反复呕吐，会导致脾胃虚弱、气血不足等后果。小儿呕吐有哪些食疗方呢?

伤食呕吐：蜂蜜萝卜丁

【原料】鲜白萝卜500克，蜂蜜150克。

【做法】将萝卜洗净，切成丁，放在沸水内煮沸即捞出，把水控干，晾晒半日，再放入锅内，加入蜂蜜，以小火煮沸，调匀，待冷。一般饭后食用。

【功效】此方具有和胃止吐、消食的作用。治疗伤食呕吐，特别适合平日肠胃功能虚弱的人食用。

顺气降逆：陈皮粳米粥

【原料】陈皮5克，粳米50克，白糖适量。

【做法】将陈皮擦洗干净，研成细末；粳米淘洗干净，用冷水浸泡半小时，捞出，沥干水分；取锅放入冷水、粳米，先用大火煮沸，然后改用小火熬煮，至粥将成时，加入陈皮末和白糖，再略煮片刻，即可食用。

【功效】健脾和胃，顺气降逆。适用于脾胃气滞引起的小儿伤食呕。

和胃降气：乌梅冰糖饮

【原料】乌梅6～12克，冰糖15克。

【做法】将乌梅洗净，放入锅内，加水适量熬煮，煮沸10分钟，加入冰糖，再煮20分钟即可。可让宝宝频频服用，一日饮完。

【功效】和胃降气，生津止呕。适合1岁以上的患儿，除适用于恶心呕吐外，也适用于慢性炎症所致的恶心欲吐的患儿。

散寒清热：藕汁生姜露

【原料】鲜嫩藕、生姜各适量，蜂蜜30克。

【做法】将藕洗净切碎，绞汁约120毫升，生姜去皮洗净切碎，绞汁约10毫升。将两汁同放碗内，加入蜂蜜调匀即成。适合8个月以上的患儿。

【功效】散寒清热，生津和胃，止呕。适合8个月以上的呕吐患儿，可作为饮料，一日内分数次饮用。此露对小儿感冒、烦渴、腹泻也有一定疗效。

厌食方

小儿厌食症是指以小儿（主要是3—6岁）较长期食欲减退或食欲缺乏为主的症状。它是一种症状，并非一种独立的疾病。小儿厌食症又称消化功能紊乱，在小儿时期很常见，主要的症状有呕吐、食欲不振、腹泻、便秘、腹胀、腹痛和便血等。

宝宝厌食是因为饮食不节导致脾胃受到损伤，使脾胃的受纳运化功能减弱，从而出现食欲不振或厌恶乳食。宝宝的脏腑娇嫩，脾常不足，如果过饱过饥、饮食不节或喂养的方式不当，都容易伤及脾胃。那么，宝宝厌食可采用哪些食疗方呢？

消食化滞：鸡内金粥

【原料】鸡内金20克，粳米100克。

【做法】先将鸡内金择净，研为细末备用。先取粳米淘洗干净，放入锅内，加清水适量煮粥，待沸后调入鸡内金粉，煮至粥成服食。每日1剂，连续3～5日。

【功效】健胃消食，固精止遗，化石通淋。本粥消食力强，且能健运脾胃，可治一切饮食积滞，为健胃消食之良药。适用于消化不良、食积不化、小儿疳积、遗尿、遗精及泌尿系结石等症。

健胃消食：番茄土豆肉末汤

【原料】番茄、土豆各1个，猪肉50克，精盐适量。

【做法】番茄、土豆洗净，切小块，待用；猪肉洗净，切成肉末，待用。锅中放适量的清水，放入土豆块，煮至土豆熟烂后放入猪肉末和番茄。待肉汤再次沸腾后，加适量精盐后熄火即可食用。

【功效】健胃消食，促进食欲。适合3岁以上的患儿，可宽肠通便，主治小儿便秘。

益气健胃：蚕豆红糖饮

【原料】蚕豆500克，红糖适量。

【做法】将蚕豆用水浸泡后，去壳晒干，磨粉(或磨浆过滤后，晒干)，即成。每次服30～60克，加红糖适量，冲入热水调匀饮用。

【功效】益气健脾。用治脾胃不健、消化不良、饮食不下等所致的厌食症。

健脾暖胃：神曲粳米粥

【原料】神曲10～15克，粳米100克。

【做法】先将神曲捣碎，煎取药汁后，去渣，入粳米，一同煮成稀粥。

【功效】健脾暖胃，平和五脏。主治脾失健运所致的厌食症。

消食和中：麦芽糕

【原料】麦芽120克，陈皮、炒白术各30克，神曲60克，米粉150克，白糖适量。

【做法】先把麦芽淘洗后晒干。然后将麦芽、陈皮、炒白术、神曲一并放入碾槽内研为细粉状。把米粉、白糖同药粉和匀，加入清水调和，如常法做成小糕饼10～15块。每日随意食麦芽糕2～3

块，连服5～7日。

【功效】消食和中，健脾开胃。适用于小儿不思饮食或消化不良、脘腹胀满等症。

健脾益胃：八仙糕

【原料】芡实、山药、茯苓、白术、莲子、薏米、白扁豆各150克，党参50克，糯米粉1000克，香油100毫升，白糖250克。

【做法】将芡实、山药、茯苓、白术、莲子、薏米、白扁豆、党参洗净，晒干后共研为细粉，过筛。把此粉同糯米粉、白糖及香油一并拌和均匀，然后加水适量，如常法揉成面团，压入木模，做成小饼块。把小饼块放入蒸笼内，蒸熟后晒干，备用。每日早晚空腹食用，每次1～3块或用开水调服或嚼服，连服半个月。

【功效】健脾益胃。适用于小儿脾胃虚弱所致的厌食、泄泻、消化不良、腹胀便溏、面色萎黄、形体瘦弱等症。

健脾消食：萝卜饼

【原料】白萝卜350克，猪瘦肉150克，山药粉、面粉、葱、姜、胡椒粉、精盐各适量。

【做法】将白萝卜洗净切丝，炒至五成熟，与猪肉同剁细，加葱、姜、胡椒粉、山药粉、精盐等拌匀，面粉加清水适量和成面团，做成皮，包入萝卜馅，做成夹心小饼，置油锅中烙熟服食，每日1～2次，空腹服食。

【功效】健脾消食，和胃化痰。适用于小儿厌食症。

夜啼方

夜哭是指婴儿白日嬉笑如常而能入睡，入夜则啼哭不安，或每夜定时啼哭，甚至通宵达旦，少则数日，多则经月，故又称夜啼。其原因有多种，如腹部受寒、过食炙烤之物、暴受惊恐、体质较弱及父母体质素虚等。有的因营养过多、运动不足，有的因怕黑；而处在兴奋状态的小儿，也会常常夜啼，尤其是有神经质或腺病质的小儿，更有夜哭不停的情形发生。小儿夜啼可采用哪些食疗方呢？

小儿夜啼：蛋粉粥

【原料】鸡蛋壳1枚。

【做法】鸡蛋壳洗净炒黄，研细末，每次1.5克，和在粥里食用，每日2次。

【功效】健脾益气。适合6个月以上的患儿，症见小儿夜啼、不思饮食、便溏、面色无华者。

养心安神：小麦大枣汤

【原料】甘草9克，小麦15克，大枣7枚。

【做法】水煎服。

【功效】养心安神，和中缓急。主治小儿夜啼不止、睡眠不安，甚则言行失常、呵欠频作、舌红少苔等症。

上火夜啼：竹沥粥

【原料】淡竹沥水10毫升，小米25克。

【做法】先煮米做粥，临熟时下淡竹沥汁搅匀，取米汤饮用。

【功效】竹沥甘寒，清心除烦，降火润燥；小米甘凉，下气除热。二者合用治疗心经热盛夜啼者效佳。

清热安神：赤小豆甜饮

【原料】赤小豆、白糖各适量。

【做法】赤小豆加水煮烂后酌加白糖，代茶饮。

【功效】清心热，安神。适合6个月以上的患儿，症见小儿心热、夜卧不宁、多梦易惊、口干多饮者。

宁心安神：山药茯苓粥

【原料】山药50克，茯苓15克，粳米100克，冰糖适量。

【做法】山药、茯苓分别焙干，共研成细末。粳米淘净，加适量清水，大火烧沸后，转用小火慢熬至粥将成时，加入山药、茯苓末和冰糖，至冰糖熬溶，调匀即可食用。

【功效】健脾益胃，利水渗湿，宁心安神。适用于脾胃虚弱型慢性肠炎，症见食少腹胀、小便不利、四肢无力者。

镇静安神：百合龙齿饮

【原料】鲜百合20克，龙齿30克，冰糖适量。

【做法】将百合洗净，与龙齿、冰糖一起小火熬煮，到百合熟止。代茶饮。

【功效】百合味甘、微苦，性平，有宁心安神之功效；龙齿镇惊安神；冰糖甘润，补益肺胃。三者配伍共成安心安神之方，适用于惊恐不安夜啼者。

养心安神：酸枣仁饮

【原料】酸枣仁7个，茯苓15克，白糖适量。

【做法】将酸枣仁连核砸碎，加茯苓煎水后入白糖饮服。

【功效】茯苓养心安神，酸枣仁养肝安心安神。适用于虚烦不眠、惊恐不安的夜啼者。

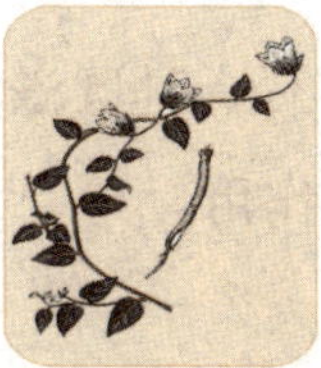

多动症方

儿童多动症，又称脑功能轻微失调或轻微脑功能障碍综合征。表现为注意力不集中、上课说话、做小动作等。但因其智力正常，所以学习成绩可能较差，难与他人相处，易激惹，动作不协调。

本症男孩多于女孩，尤其早产儿多见。多在学龄期发病，其病因有人认为与难产、早产、脑外伤、颅内出血、某些传染病、中毒等有关，也有人认为与环境污染、遗传等有关。中医学认为，心脾两虚、肝阳上亢、湿热内蕴是其主要病因。那么，儿童多动症有哪些食疗方呢？

养心安神：甘麦大枣汤

【原料】小麦30克，甘草10克，大枣10枚。

【做法】水煎取汁，每日2次，连服多日。

【功效】3味药食同用，共奏补脾益气、养心安神之效。

滋阴益血：参枣桂圆粥

【原料】党参、炒枣仁各15克，桂圆10克，粳米150克，红糖适量。

【做法】党参、炒枣仁纱布另包，

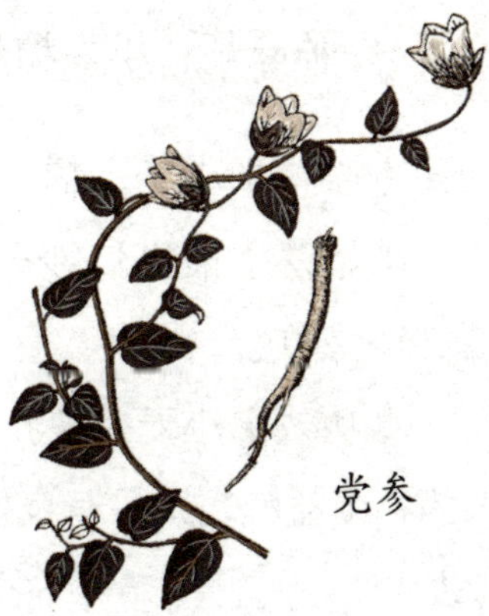

党参

与桂圆、粳米同煮成粥，加红糖即成。

【功效】党参、粳米补中益气，健脾养胃；炒枣仁、桂圆滋阴益血，养心安神。四者合用，则有补心脾、养心神的作用。

宁神定志：朱砂猪心汤

【原料】朱砂2.5克，茯苓12.5克，猪心1个。

【做法】猪心洗净，纳入朱砂、茯苓，外用细线扎紧，加清水适量煮至猪心熟后，去药渣饮汤，猪心切片调服。

【功效】养心，宁神，定志。适用于小儿多动症。

养阴宁神：酸枣仁熟地粥

【原料】酸枣仁、熟地黄各10克，粳米30克。

【做法】酸枣仁、熟地黄煎煮取汁，再以药汁加粳米煮粥。每日2次，可连服多日。

【功效】酸枣仁为滋阴安神、养肝宁心之良药，熟地黄为补益肾水、滋养肝血之要品，二者配之，则可增其补肝益肾、养阴宁神之功；粳米补脾益胃，可防熟地黄、酸枣仁碍胃之弊。

宁神除烦：小麦糯米粥

【原料】小麦、糯米各30克，酸枣仁15克。

【做法】酸枣仁纱布另包，与小麦、糯米同煮成稀粥，热食。每日1～2次。

【功效】小麦益脾养心，安神除烦，配以酸枣仁的宁心安神及糯米的补中益气，则具有良好的益脾养心、宁神除烦之效。

滋阴安神：枸杞百合羹

【原料】枸杞子、百合各15克，鸡蛋黄1枚，冰糖适量。

【做法】枸杞子、百合同煮至软烂汁稠，加入搅碎的鸡蛋黄和冰糖，再煮沸片刻即成。日服2次，可连服多日。

【功效】枸杞子补益肝肾，百合、鸡蛋黄滋阴安神。三药配用，则具良好的补肝益肾、滋阴安神之效。

养血健脾：桂圆莲子汤

【原料】桂圆、莲子各20克，冰糖适量。

【做法】将桂圆、莲子同放锅中，加清水适量，炖煮成汤，纳入冰糖烊化，再煮一二沸即成。每日1剂，早晚分服。

【功效】养血健脾，宁心安神。适用于小儿多动症。

遗尿方

遗尿，俗称尿床，是一种夜间无意识的排尿现象。小儿在3岁以内由于脑功能发育未全，对排尿的自控能力较差；学龄儿童也常因紧张、疲劳等因素，偶尔遗尿，均不属病态。超过3岁，特别是5岁以上的儿童经常尿床，轻者数夜1次，重者1夜数次，就可能是疾病状态的遗尿，父母则应引起注意。本病多见于小儿先天性隐性脊柱裂、先天性脑脊膜膨出、脑发育不全、智力低下、癫痫发作、脊髓炎症和泌尿系感染及尿道受蛲虫刺激等。生理性遗尿不需药物治疗，如是疾病引起的遗尿应从治疗原发病着手。遗尿可以采取以下的食疗方法。

温肾止遗：韭菜子饼

【原料】韭菜子、白面粉各适量。

【做法】将韭菜子研成细粉，和入白面少许，加水揉作饼蒸食。

【功效】温肾壮阳。用治小儿肾气不充所致的遗尿。

补肾温肺：核桃蜂蜜

【原料】核桃肉100克，蜂蜜15克。

【做法】将核桃肉放在锅内干炒发焦，取出晾干。调蜂蜜食用。

【功效】补肾温肺，定喘润肠。用治小儿久咳引起的遗尿、气喘、面眼微肿。

补肾止遗：白果羊肾粥

【原料】白果10～15克，羊肾1个，羊肉、粳米各50克，葱白3克。

【做法】将羊肾洗净，去臊腺脂膜，切成细丁，葱白洗净切成细节，羊肉洗净，白果、粳米淘洗干净，再将它们一同放入锅内，加水适量熬粥，待肉熟米烂成粥时即成。

【功效】补肾，益智，止遗。适用于嗜酒伤神而致神经衰弱或小儿遗尿。

【附注】阴虚火旺者忌食。

温中补虚：核桃鸡米

【原料】鸡脯肉、核桃仁各50克，鸡蛋1个，食用油、精盐、味精、淀粉各适量。

【做法】鸡脯肉洗净，切成小丁，放入鸡蛋清、淀粉、味精和少许精盐搅拌均匀。起油锅，烧至四成热，加入核桃仁，炸熟后捞出；这时倒入鸡丁，炒半熟后加入炸熟的核桃仁继续翻炒即可。

【功效】温中补虚。适合6岁以上的患儿，主治小儿遗尿。

壮阳止遗：鲜韭菜根粥

【原料】鲜韭菜根25克，粳米50克，白糖适量。

【做法】将鲜韭菜根洗净后，放入干净纱布中绞取汁液。先煮粳米为粥。待粥沸后，加入韭菜根汁再煮即成，加入白糖调味。

【功效】补肾温中，壮阳止遗。适用于小儿遗尿及虚寒久痢。

补肾止遗：菟石补肾粥

【原料】菟丝子、石菖蒲、补骨脂各10克，粳米50克。

【做法】取菟丝子、石菖蒲、补骨脂煎20分钟，去渣留汁，加粳米熬粥服用。

【功效】补肾，开窍，止遗。适用于遗尿频频、入睡不易唤醒的宝宝。

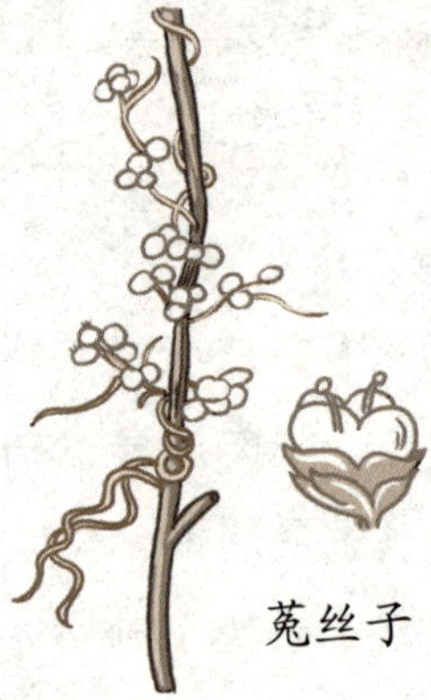

菟丝子

益肾止遗：山药蒸大肠

【原料】猪大肠500克，鲜山药250克，蟹粉70克，熟猪油50毫升，甜面酱25克，白糖10克，醋、酱油、香油、料酒、葱、姜、精盐、味精各适量。

【做法】猪大肠用精盐、醋洗净黏液，将肠翻过来，去净油筋、污秽，再翻回原状，下冷水锅煮沸捞起，切成5厘米长的段，再顺长一剖四开。将山药洗净，去皮，切片待用。将猪大肠放入盛器内，加水、料酒、精盐、味精、甜面酱、酱油、姜、葱搅拌，再加蟹粉、熟猪油、香油拌匀，扣入碗内，加入山药，上笼蒸熟后取出即可。佐餐食。

【功效】健脾和胃，益肾止遗。适用于小儿遗尿症。

腹泻方

婴幼儿腹泻是一种胃肠功能紊乱综合征。根据病因不同可分为感染性和非感染性两大类。2岁以下婴儿，消化功能尚不成熟，抵抗疾病的能力差，尤其容易发生腹泻。夏秋季节是病菌多发期，多种细菌、病毒、真菌或原虫可随食物或通过污染的手、玩具、用品等进入消化道，很容易引起肠道感染性腹泻。表现为每日排便5～10次不等，大便稀薄，呈黄色或黄绿色稀水样，似蛋花汤，或夹杂未消化食物，或含少量黏液，有酸臭味，偶有呕吐或溢乳、食欲减退。患儿体温正常偶或有低热。重者血压下降，心音低钝，可发生休克或昏迷。婴幼儿腹泻除积极找医生治疗外，也可采取以下的食疗方加以调理。

小儿腹泻：蒜泥马齿苋

【原料】鲜马齿苋500克，大蒜30克，芝麻15克，葱白20克，味精、精盐各适量。

【做法】将马齿苋摘去杂质老根，洗净泥沙，切成5厘米的长段，用沸水烫透，捞出沥干水分。将蒜头捣成蒜泥，芝麻淘净泥沙，炒香捣碎。将葱白切成马耳形。将马齿

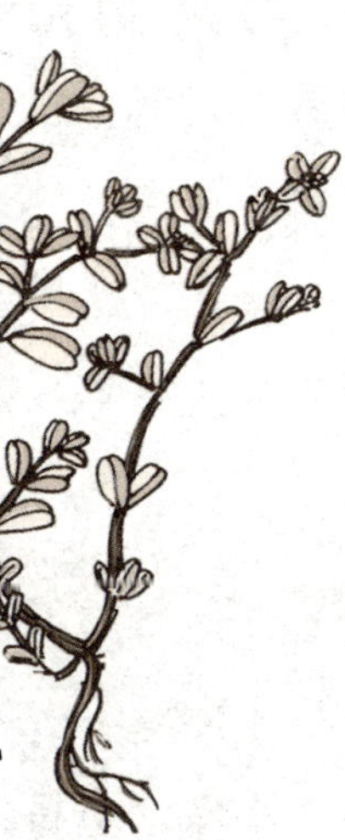

马齿苋

苋用精盐、味精拌匀，加入蒜泥、葱白，撒上芝麻即可食用。

【功效】清热解毒，消肿止血。适合3岁以上的患儿，可以用于预防和治疗菌痢、小儿单纯性腹泻。

消食止泻：豆蔻饼

【原料】肉豆蔻30克，面粉、红糖各100克，生姜120克。

【做法】先把肉豆蔻去壳，然后研为极细粉末。取生姜洗净后刮去外皮，捣烂后加入冷开水约250毫升，然后绞取生姜汁。把面粉同肉豆蔻粉及红糖，一同用生姜水和匀后，如常法做成小饼约30小块，然后放入平底锅内，烙熟即可。每日2～3次，每次嚼食1～2小块，直至痊愈。

【功效】温中健脾，消食止泻。适用于小儿脾虚腹泻或受凉后所致的水泻。对小儿热痢和湿热泻不宜选用。

消食化积：藕楂泥

【原料】山楂5枚，藕粉适量。

【做法】山楂煮后去皮及核，用纱布过滤，加入藕粉中，拌匀，食用。

【功效】消食化积。主治小儿因贪吃油腻而引起的腹泻。

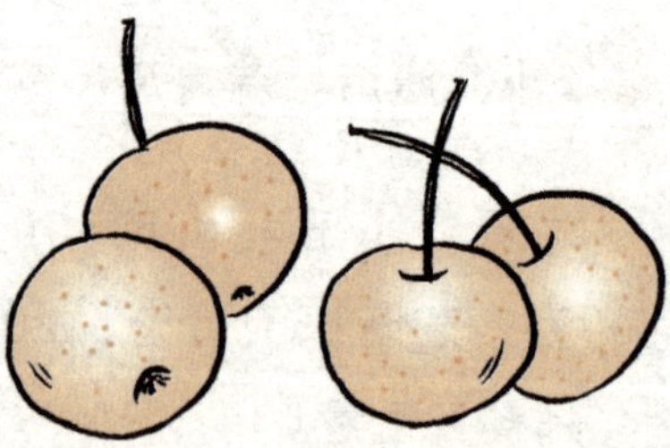

山楂

收涩止泻：山药麦芽饮

【原料】山药、莲子、白砂糖各15克，麦芽、茯苓各5克。

【做法】将上述材料一同研粉，然后用沸水冲服即可。每日2

次，每次1剂，10日为1个疗程。

【功效】健脾和胃，收涩止泻。适用于小儿秋季腹泻。

理气涩肠：鲜香椿叶饮

【原料】鲜香椿叶90克。

【做法】香椿叶洗净，入锅加水2碗煎煮至1碗。每日1剂，上下午各1次，每次1小碗。

【功效】理气涩肠。主治湿热泄泻、突然腹痛、泻下稀水样或黏液便、口干烦躁、小便黄短等症。

利湿止泻：茯苓大枣粥

【原料】茯苓粉30克，大枣5枚，粳米60克，白糖适量。

【做法】将大枣、粳米洗净，共置锅内，加水煮粥，将熟时放入茯苓粉，再煮数沸，调入白糖即成。每日1剂，2~3次分服。

【功效】补益脾胃，利湿止泻。适用于小儿脾虚久泻，症见时溏时泻、水谷不化、食欲低下等。

感冒方

感冒是小儿最常见的疾病，也称为急性上呼吸道感染，是风邪侵袭人体所致的常见外感疾病。发病时通常有发热、鼻塞、流涕、咳嗽、头痛、畏寒、咽痛、浑身不适等症状。又称“上呼吸道感染”“伤风”。

中医将感冒划分为风寒感冒和风热感冒。由于宝宝脏腑娇嫩，形气未充，肌腠疏薄，对外界环境适应和抵抗能力差，一旦外界气候发生变化，就很容易被外界所侵而得病。1岁以内的婴儿由于免疫系统尚未发育成熟，所以更容易患感冒。宝宝感冒可采取以下食疗方。

发汗解毒：葱醋粥

【原料】葱白15根，大米50克，米醋10毫升。

【做法】取连根葱白洗净后，切成小段。把米淘洗后，放入锅内，加水煮沸。然后加入葱段，煮成稀粥。粥将熟时，加入米醋，稍搅即可。

【功效】发汗解毒。适用于小儿风寒感冒。

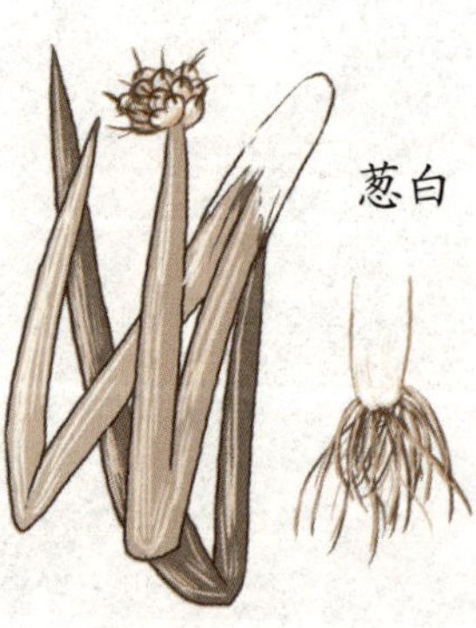

葱白

滋阴降火：百合啤梨莲藕汤

【原料】鲜百合200克，生啤梨2个，莲藕250克，精盐少许。

【做法】将鲜百合洗净，撕成小片状；莲藕洗净去节，切成小块，煮约10分钟，下精盐调味。把生啤梨与莲藕放入清水中煲2小时，再加入鲜百合片，煮约10分钟，下精盐调味即成。

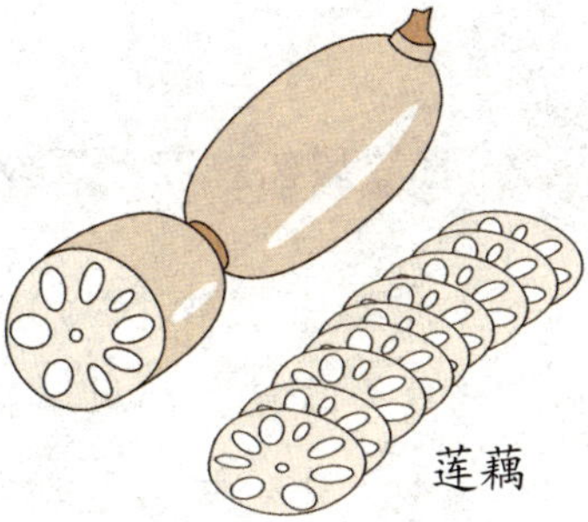
莲藕

【功效】滋阴降火，泻热化痰，润肺止渴。适合1岁以上的患儿，主治小儿伤风感冒、咳嗽等症。

清热祛暑：西瓜番茄汁

【原料】西瓜1500克，番茄250克。

【做法】西瓜取瓤绞汁；番茄用沸水冲烫，剥皮去籽取汁。二液合并，随意饮用。

【功效】清热祛暑，生津止渴。用于治疗暑天感冒，属气阴已伤而发热、心烦、口渴、食欲不振等。

散寒清热：豆腐葱花汤

【原料】鲜豆腐2块，葱2～4根，油、姜片、酱油、香油、味精各少许。

【做法】将豆腐切成小块或条，在清水中浸泡半小时。将豆腐放入油锅中稍煎，加入适量清水，同时放进姜片、酱油，煮沸后再煮20分钟。将葱切碎，放入豆腐汤内，烧开后，淋入香油，撒上味精即成。

【功效】散寒清热。适合1岁以上的患儿，主治小儿外感风寒、内有胃热、咽痛声哑等症。

宣散风热：凉拌三丝

【原料】白萝卜200克，白菜梗、红椒（不辣）各100克，香油、精盐、味精、白糖各适量。

【做法】红椒、白菜梗、白萝卜均洗净切丝，入碗中，放精盐腌片刻，沥水，再入白糖、味精、香油拌匀即可。

【功效】宣散风热，健脾化滞。适用于小儿风热感冒挟痰、食欲不振者。

散寒止呕：姜葱红糖饮

【原料】生姜10克，葱白5根，红糖适量。

【做法】上3味水煎沸约5分钟，取液趁热频饮，服后卧床盖被至微汗出。

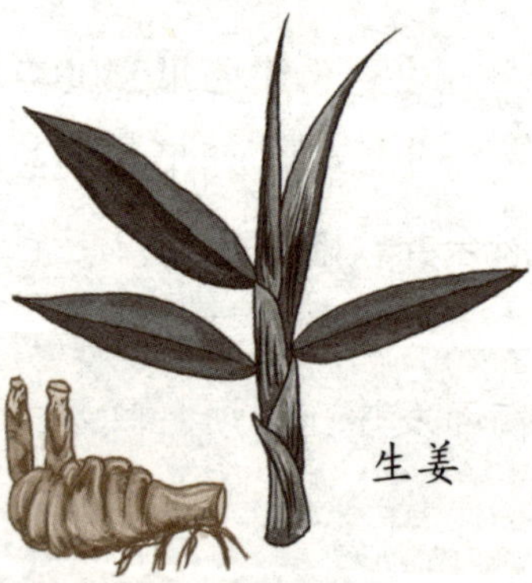

生姜

【功效】生姜辛温发表散寒，兼能止呕，辅以通阳、解表的葱白增强其发表散寒之力，再加入味甘性温的红糖，既可调味，又可防姜、葱发散太过。对小儿风寒感冒初起兼恶心欲吐者用之为宜。

祛暑解表：瓜皮茶

【原料】西瓜皮1000克，绿茶10克，薄荷15克。

【做法】西瓜皮切碎加水适量，煮沸20分钟后入绿茶、薄荷，再煮3分钟，滤出液汁当茶饮。

【功效】祛暑解表。适用于小儿暑湿感冒发热、身重困倦、食欲减退、小便黄赤等症。

润肺止咳：金银花山楂饮

【原料】金银花40克，山楂10克，蜂蜜适量。

【做法】将金银花、山楂加水用大火烧沸3分钟后，取药液入杯内，再加水煎沸，二次药液合并，入蜂蜜，搅拌均匀即成。随时饮用。

【功效】辛凉解表，润肺止咳。适用于小儿风热外感伴干咳不爽、纳食不振者。

惊厥方

惊厥又称抽风、惊风，是小儿时期较常见的紧急症状，各年龄小儿均可发生，尤以6岁以下儿童多见，特别多见于婴幼儿，多由高热、脑膜炎、脑炎、癫痫、中毒等所致。惊厥反复发作或持续时间过长，可引起脑缺氧性损害、脑水肿，甚至引起呼吸衰竭而死亡。本病初发的表现是意识突然丧失，同时有全身的或局限于某一肢体的抽动，还多伴有双眼上翻、凝视或斜视，也可伴有吐白沫和大小便失禁。而新生儿期可表现为轻微的全身性或局限性抽搐，如凝视、面肌抽搐、呼吸不规则等。中医学认为，惊厥是惊风发作时的症候。小儿惊风可采取以下食疗方。

醒神益智：菖蒲生姜汁

【原料】石菖蒲、老陈姜各适量。

【做法】将石菖蒲、老陈姜共捣烂取汁，温热灌服。

【功效】醒神益智，发汗解表。本方适用于小儿急惊风。

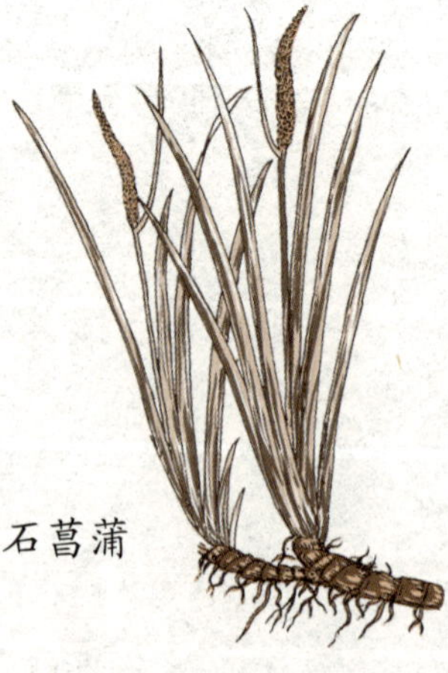

石菖蒲

祛风解痉：僵蚕甘草茶

【原料】绿茶1克，白僵蚕、甘草各5克，蜂蜜25克。

【做法】白僵蚕、甘草加水400毫升，煮沸10分钟，加入绿茶、蜂蜜，分3～4次徐徐饮下，可加开水再泡再饮，每日1剂。

【功效】祛风解痉，化痰散结，抗惊厥。适用于小儿急、慢性惊风。

补血安神：木芙蓉茶

【原料】鲜木芙蓉花10克，绿茶1克，蜂蜜25克。

【做法】木芙蓉花加水400毫升，煮沸5分钟。加入绿茶、蜂蜜，分3次温服，每日1剂。

【功效】清热解毒，补血安神。适用于小儿惊风。

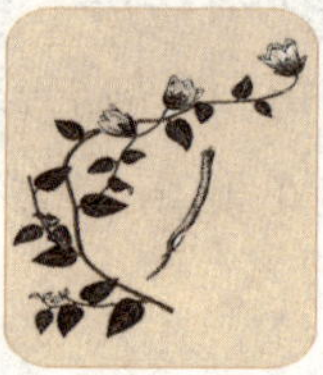

支气管肺炎方

小儿支气管肺炎是小儿时期常见的肺病，尤其多见于婴幼儿。一年四季均可发病，而以冬春季节气候变化时发病率尤高。现代医学认为，支气管肺炎大都由肺炎球菌、葡萄球菌、病毒及病毒支原体所致。中医学认为，支气管肺炎属“风温”病的范围，发病原因为肺卫不固，风热从肌表口鼻犯肺，以致热郁肺脏，蒸液成痰。以发热、咳嗽、气促、呼吸困难等及肺部固定的湿啰音为共同临床表现。小儿支气管肺炎可采取以下食疗方。

宣肺豁痰：芥菜粥

【原料】芥菜2棵，瘦猪肉50克，大米100克，姜末、酱油、料酒各适量。

【做法】芥菜切之前最好用盐水泡一会儿，这样可以去除残余的农药，切成细丝；瘦肉剁碎，用姜末、酱油、料酒腌一下。大米淘洗干净，加清水入锅煮九成熟，把肉末放下去，搅一下，让肉末散开来，等2分钟，再把芥菜放下去，开锅即可食用。

【功效】宣肺豁痰，温中利气。主治寒饮内盛、咳嗽痰滞、胸膈满闷、耳目失聪、牙龈肿烂、寒腹痛、便秘等病症。

清肺化痰：三仁粥

【原料】桃仁10克，薏苡仁、冬瓜仁各30克，粳米60克。

【做法】将以上三仁捣烂，加水研磨，与粳米同煮粥。

【功效】清肺化痰，益肺排脓，止咳平喘。适合10个月以上的患儿，主治肺炎、咳吐脓痰、咳声如在瓮中。

润肺止咳：党参百合粥

【原料】党参10~30克，百合20克，粳米100克，冰糖少许。

【做法】取党参浓煎取汁；将百合、粳米同煮成粥，调入药汁及冰糖即成。

【功效】补脾益气，润肺止咳。适合10个月以上的患儿，主治身体虚弱伴低热型小儿肺炎。

宣肺散寒：百部生姜汁

【原料】百部10克，生姜6克，蜂蜜少许。

【做法】百部、生姜同煎煮取汁，调入蜂蜜分次温服。

【功效】宣肺散寒，止咳化痰。百部有良好的止咳作用，不论寒热新久之咳皆可用；生姜散寒解表，温肺止咳；蜂蜜既可调味，又可止咳化痰，冉得生姜之辛散而无碍痰之弊。三药同用，以风寒闭肺、咳嗽气喘之症为宜。

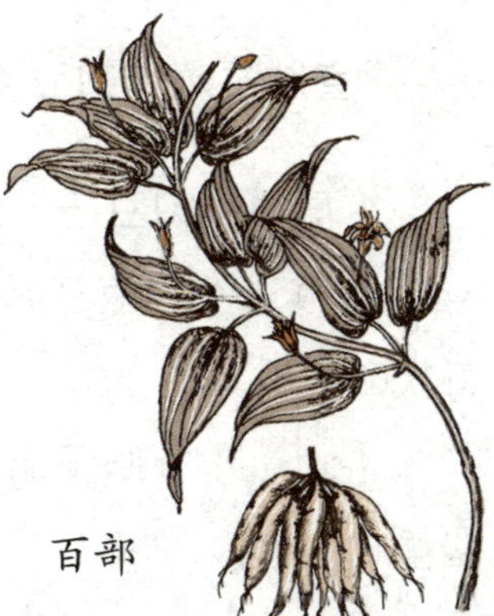

百部

清热化痰：甜瓜绿茶

【原料】甜瓜果肉250克，绿茶2克，冰糖少许。

【做法】将甜瓜果肉切片，与冰糖一同放入锅中，加入适量清水，小火煎煮约20分钟，加入绿茶，加盖焖约5分钟即可。代茶频饮。

【功效】清热化痰。适用于慢性支气管炎，可缓解咳嗽、气喘等症状。

润肺健脾：百合藕粉羹

【原料】鲜百合50克，藕粉、冰糖各适量。

【做法】百合、冰糖加水煮烂后，加入已调成糊的藕粉，作为羹。每日2次，每次食用1小碗。

【功效】润肺健脾。适用于小儿肺炎后期、阴虚低热盗汗、口干咽燥、干咳少痰者。

宣肺平喘：刀豆姜糖饮

【原料】刀豆子、红糖、生姜各等量。

【做法】刀豆子炒干，研粉，加红糖生姜汤送服，1日3次，每次6克。

【功效】宣肺平喘。适用于风寒闭肺、发热无汗、鼻塞流涕、喘重咳轻者。

第 7 章

男科疾病，小食方解决大难题

男人历来是家庭的顶梁柱，是伟岸、坚强的代名词，是社会的中坚力量。商场上，他们运筹帷幄，叱咤风云；运动场上，他们生龙活虎，所向披靡……长久以来，男人一直以强者的姿态出现在世人面前，其实，男人也有自己苦不堪言的事，如阳痿、早泄、遗精、前列腺炎等男科疾病的侵袭，常常让他们头痛不已。因此，应关注“当家男人”，千万莫让男人赢了事业却输了健康。

前列腺增生方

前列腺增生，旧称前列腺肥大，是老年男子常见疾病之一，为前列腺的一种良性病变。其发病原因与人体内雄激素与雌激素的平衡失调有关。病变起源于后尿道黏膜下的中叶或侧叶的腺组织、结缔组织及平滑肌组织，形成混合性圆球状结节。以两侧叶和中叶增生为明显，突入膀胱或尿道内，压迫膀胱颈部或尿道，引起下尿路梗阻。病变长期可引起肾积水和肾功能损害，还可并发结石、感染、肿瘤等。发病年龄多为50—70岁。前列腺增生患者可采用以下食疗方加以辅助调理。

通利小便：双仁牛膝粥

【原料】桃仁、郁李仁各10克，川牛膝15克，粳米100克。

【做法】将前3味加水煎煮，去渣，入粳米同煮至粥熟。每日分1～2次服完。

【功效】活血化瘀，通利小便。适用于前列腺增生症。

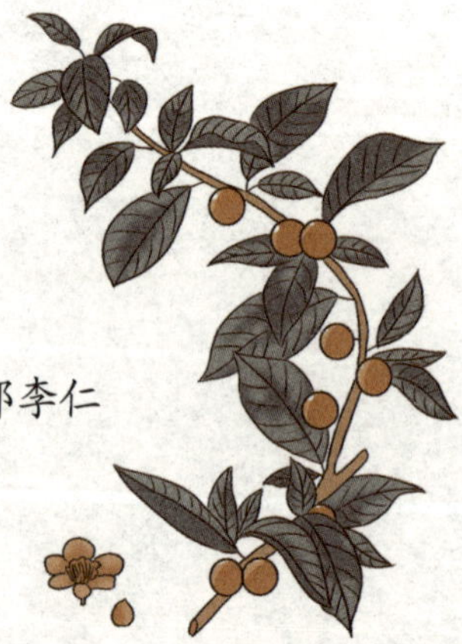

郁李仁

利尿消肿：茯苓番茄肉饼

【原料】茯苓100克，猪肉30克，番茄酱20克，料酒、白糖、精盐、葱、姜、油各适量。

【做法】先将猪肉和各种调料做成肉馅；茯苓磨成细粉，掺入拌好的肉馅中，搅拌均匀后，做成直径2厘米的小肉饼，放在热油锅内炸熟后捞出；然后在炒勺内放少量油，把番茄酱、白糖、精盐调成汁，将熟肉饼倒入搅拌均匀的番茄汁内即成。

【功效】茯苓味甘性平，有健脾利湿、利尿消肿之功效；番茄味甘性微寒，具有健胃消食、凉血平肝、清热解毒、生津止渴等功效。两味配伍，有健脾渗湿、清热凉血、利尿通淋之功。适用于前列腺增生症。

利水消肿：郁李仁粥

【原料】郁李仁15克，粳米100克。

【做法】将郁李仁洗净，捣烂，煎煮后去渣取汁；加入淘洗干净的粳米，同煮成粥。

【功效】润肠通便，利水消肿。适用于前列腺增生症，症见小便点滴而下，或尿如细线，甚者阻塞不通、小腹胀满疼痛者。

健脾除湿：车前发菜饮

【原料】车前子、发菜各10克，冰糖适量。

【做法】将车前子用纱布包扎好，与发菜一起，适量加水，大火煎沸后，改用小火煎煮半小时，捞出纱袋，加入冰糖，待糖溶化，煮沸片刻后，即可服食。

【功效】健脾除湿，利水消肿。车前子、发菜味甘性寒，有清热利尿的作用，发菜还有消瘿散结之功。二味配伍，适用于前列腺增生症。

清热利尿：鲜拌莴苣

【原料】鲜莴苣250克，黄酒、精盐、味精各适量。

【做法】将莴苣削皮、洗净、切丝，加入少量精盐，搅拌均匀，去除渗出的汁液，加入黄酒、味精拌匀即可。

【功效】莴苣味苦甘性寒，具有清热利尿、消肿的作用，加以黄酒更增强活血软坚之功。适用于积热型前列腺增生症。

阳痿方

阳痿是指在性交时阴茎不能勃起或举而不坚，不能进行性交的一种性功能障碍病发现象。多指青壮年男子由于虚损、惊恐或湿热等原因，致使宗筋弛纵，引起阴茎痿软不举，或临房举而不坚的病症。《灵枢·邪气脏腑病形》称阳痿为“阴痿”。《景岳全书·阳痿》说“阴痿者，阳不举也”，指出阴痿即是阳痿。

从中医的角度来看，引起阳痿的原因不同，其表现症状也不相同。阳痿若以恐惧伤肾为因者，常兼见胆怯多疑、心悸易惊、精神苦闷、寐不安宁、苔薄腻、脉弦细等；阳痿若以肝郁不舒为因者，常兼见情绪抑郁、烦躁易怒、胸胁胀闷、苔薄、脉弦等；阳痿若以命门火衰为因者，常兼见头晕耳鸣、面色㿠白、畏寒肢冷、精神萎靡、腰膝酸软、精薄清冷、舌淡苔白、脉沉细等；阳痿若以心脾受损为因者，常兼见精神不振、面色无华、夜不安寐、胃纳不佳、苔薄腻、脉弦细等；阳痿若以湿热下注为因者，常兼见阴囊潮湿、臊臭、下肢酸困、小便黄赤、苔黄腻、脉濡数等。阳痿患者可采用以下的食疗方加以调理。

填精壮阳：海参炒黄鱼片

【原料】海参30克，黄鱼1条，料酒、姜、精盐各适量。

【做法】海参发好，黄鱼去内杂洗净切片，同炒，加料酒、姜、精盐调味食用。

【功效】补脾肾，填精壮阳。海参补肾益精，黄鱼又名石首鱼，益气填精。二者合用，适用于肾阳不足型阳痿患者。

清热利湿：薏米赤豆汤

【原料】薏米、绿豆、赤豆各30克。

【做法】将薏米、绿豆、赤豆分别洗净，置锅中，加适量清水，大火煮开5分钟，改小火煮30分钟，分次食用。

【功效】清热利湿。适用于湿热下注型阳痿，伴口干口苦、小便短赤、阴部湿痒者。

温肾壮阳：麻雀枸杞汤

【原料】麻雀2只，菟丝子、枸杞子各15克。

【做法】将菟丝子、枸杞子洗净，装入纱布袋内，扎口；麻雀去毛及内脏，洗净，与二者入锅加适量水同煮至熟即可，食肉饮汤。

【功效】温肾壮阳，益精。适用于肾阳不足、阳痿、早泄、畏寒乏力等患者。

滋阴补肾：虫草炖鸭子

【原料】雄鸭1只（约1000克），冬虫夏草10克，精盐、葱、姜各适量。

【做法】雄鸭去毛及内脏洗净，放入砂锅内加冬虫夏草、精盐、葱、姜调料少许，加水以小火煨炖，熟烂即可。

【功效】滋阴补肾。鸭肉味甘性凉，有滋阴补肾的作用；冬虫夏草补肺益肾，适用于肾虚阴亏阳痿、早泄患者。

疏肝解郁：柴佛当归茶

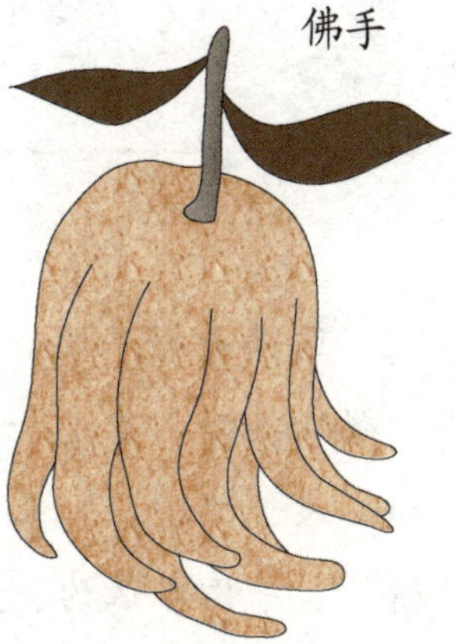

【原料】柴胡、当归各10克，佛手15克。

【做法】将诸药置于砂锅中，加水适量，煎沸20分钟，滤渣取汁。代茶温饮，每日1剂，药渣可再煎。

【功效】疏肝解郁，补血养肝。适用于男子阳痿，症见性欲下降，伴有胸胁胀痛、面色无华、头晕、舌淡苔白。

补肾益精：延寿补肾酒

【原料】泽泻、熟地黄、淫羊藿各30克，川芎40克，杜仲50克，石斛、当归各100克，菟丝子120克，白酒1200毫升。

【做法】将诸药研为粗末，置于干净容器内，加白酒，摇匀，密封，浸泡14日后启封，滤去药渣，静置澄清，装瓶备用。每日2次，每次饮服10～20毫升。

【功效】补肝肾，益精血。适用于精血亏虚所致的阳痿、早衰、腰膝酸软等。

遗精方

遗精是指不因性交而精液自行泄出的现象，属于男性性功能障碍性疾病。梦遗、滑精是遗精轻重不同的两种证候。有梦而遗者名为“梦遗”，无梦而遗，甚至清醒时精液自行滑出者为“滑精”。中医学认为，遗精多由肾虚精关不固，或心肾不交，或湿热下注所致。肾藏精，宜封固不宜外泄。凡劳心太过、郁怒伤肝、恣情纵欲、嗜食醇酒厚味均可影响肾的封藏而遗精。

临床分为阴虚火旺、肾精不固、湿热下注三种证型。

(1) 阴虚火旺型：多为有梦遗精，阳事易举，或易早泄。伴两颧潮红，头昏心慌，心烦少寐，神疲乏力，舌质偏红，苔少，脉细数。宜食滋阴降火之清淡饮食。

(2) 肾精不固型：多见滑精不禁，精液清冷，精神萎靡，腰腿酸冷，面色苍白，头晕耳鸣；或见囊缩湿冷，舌淡，苔白滑，脉沉溺无力。宜食温肾固涩饮食。

(3) 湿热下注型：遗精频作，茎中涩痛，小便热赤，口苦或渴，舌苔黄腻，脉滑数。宜食清热利湿饮食。

遗精患者可采用以下食疗方加以辅助调理。

滋阴补肾：白果鸡蛋羹

【原料】白果仁2枚，鸡蛋1个，精盐少许。

【做法】将白果仁研为细末，放入碗内，打入鸡蛋，加精盐及清水少许，调匀后上笼蒸熟食用。每日早、晚各1剂。

【功效】滋阴补肾，涩精。适用于阴虚火旺型遗精患者。

温中暖肾：羊肉番茄汤

【原料】羊肉500克，番茄100克，土豆250克，胡萝卜50克，白菜150克，葱白、胡椒面、精盐、味精、花生油、香菜末各适量。

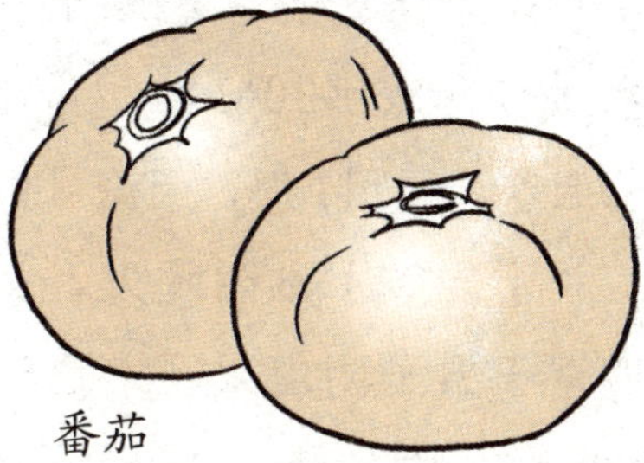

番茄

【做法】将羊肉洗净，整块放入锅内，加水煮至五成熟捞出，切成小方块；土豆去皮切片，番茄去皮切块，葱白切小段，白菜斜切成块，胡萝卜切成小方块。同放入锅中，加入羊肉汤煮熟后，加入胡椒面、精盐、味精、花生油、香菜末调味即可。饮汤吃羊肉，每天1料。

【功效】温中暖肾，益气补血。适用于肾阳虚型的遗精患者。

固精止遗：枸杞炖牛鞭

【原料】枸杞子20～40克，牛外生殖器1具（包括2个睾丸），生姜2片。

【做法】将前2味加水少量，隔水炖熟。炖时可加入生姜2片，以去其异味。食肉饮汁，每周1次，一般1～2次见效。

【功效】补肾壮阳，固精止遗。用于治疗男子肾阳亏损、肝肾精力不足所致的遗精。

益肾固精：二冬五味茶

【原料】天冬、麦冬、五味子各15克。

【做法】将诸药置于砂锅中，加水适量，煎沸20分钟，滤渣取汁。代茶温饮，每日1剂，药渣可再煎服用。

【功效】滋阴降火，益肾固精。适用于男子阴虚火旺之遗精，症见遗精，伴失眠多梦、口干咽燥、大便干结、舌红苔少、脉细数。

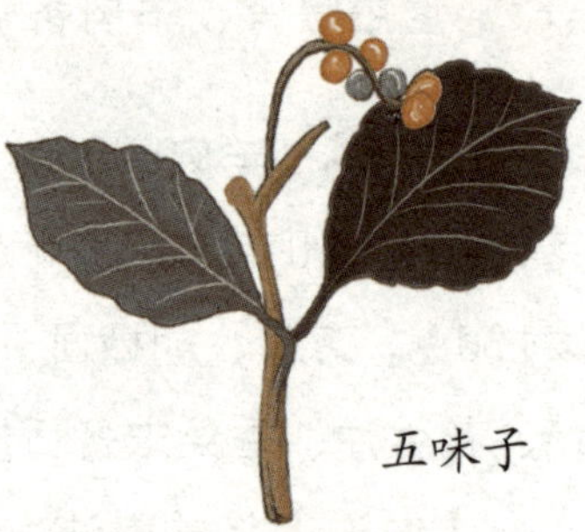

五味子

补肾益精：生地首乌酒

【原料】生地黄、何首乌各500克，黄米5000克，酒曲300克。

【做法】将前3味去除杂质；生地黄、何首乌加水煎煮，滤出药液；黄米加水煮成米粥。然后将药液和米粥混合，待温度降至30℃左右时，拌入酒曲，搅匀，置瓷瓮中，加盖密封，用酿造法酿酒。经21日后酒熟，除去糟粕，取药酒。瓶装密封，冷藏备用。每日2次，每次饮服10～20毫升。

【功效】补肾益精，滋阴养血。适用于肝肾亏虚之遗精、晕眩、失眠、乏力、虚劳及须发早白。

早泄方

早泄是指射精发生在阴茎进入阴道之前，或进入阴道中时间较短，在女性尚未达到性高潮时便提早射精而出现的性交不和谐现象。

中医学认为，早泄以虚证为多。阴虚火亢症表现为手足心热、腰膝酸软、阴茎易勃、交媾迫切、夜寐易醒等；肾气不固症表现为体弱畏寒、小便清长、夜尿多、阴茎勃起不坚等。中医药调理对于治疗早泄起着关键作用，铁灵芝、韭杞茶、枸杞子等可以从根本上解决肾气不足、禀赋素弱，可以补精强肾、疏肝柔筋。早泄患者可采用以下食疗方加以辅助调理。

壮阳益精：雀儿药粥

【原料】麻雀5只，菟丝子30～45克，覆盆子10～15克，枸杞子20～30克，粳米100克，精盐、葱、姜各适量。

【做法】先将麻雀去毛及内脏，洗净用酒炒；用砂锅煎菟丝子、覆盆子、枸杞子，去药渣取汁，并与雀肉、粳米同煮成粥，将熟时加入少许精盐、葱、姜，随意服食。

【功效】壮阳益精，补肾养肝。用于肾气不足之遗精、早泄。

固摄精气：芪杞乳鸽

【原料】北芪、枸杞子各30克，乳鸽1只。

【做法】先将乳鸽去毛及内脏与北芪、枸杞子同放炖盅内，加水适量，隔水炖熟。饮汤吃肉，一般3日炖1次，3~5日为1个疗程。

【功效】补心益脾，固摄精气。适用于早泄、阳痿、体倦乏力等症。

健脾益气：黄芪粥

【原料】黄芪30克，粳米50克。

【做法】先用水煮黄芪取汁去渣，再用药汁煮米成粥，早餐食用。

【功效】健脾益气。用于脾虚气亏之早泄。

滋阴清热：杞菊麦冬茶

【原料】枸杞子、菊花、麦冬各10克。

【做法】将诸药置于砂锅中，加水适量，煎沸20分钟，滤渣取汁。代茶温饮，每日1剂，药渣可再煎。

【功效】滋阴清热。适用于男子早泄，伴有气短、口干渴、腰膝无力、脉细数。

补气养血：生精壮阳酒

【原料】红参须、枸杞子、淫羊藿、鹿茸粉、熟地黄各120克，红花150克，睾丸粉（牛或羊睾丸）60克，黄酒8000毫升。

【做法】将前6味药去除杂质，用凉开水快速淘洗，滤去水液，晒干，共研为粗末，同睾丸粉一起装入纱布袋，扎紧口，放入瓷坛内，注入黄酒，密封坛口。再将酒坛放入水中小火煮沸6小时，取出停放3~5日，即可饮用。每日2次，每次饮服10~20毫升。

【功效】补气养血，生精壮阳。适用于性功能减退、阳痿早泄、体虚盗汗等。

第8章 女性疾患，用对食方小病一扫光

女性由于特殊的身体结构所以容易受到疾病的侵袭。只要是女人，不管是妙龄少女，还是职业女性，或是已经步入中年，不管平时保养得多好，多多少少都会受到妇科病的困扰。另外，现代医学检查妇科疾病的方式，也在无形中增加了女性同胞感染疾病的概率。本章介绍一些预防妇科疾病的食疗方，既绿色又安全。

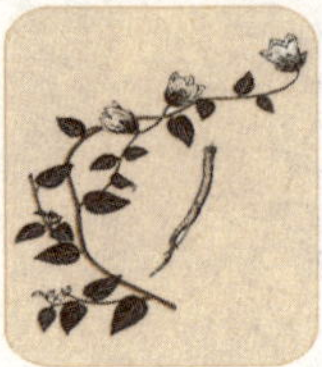

痛经方

痛经，是指经期前后或行经期间，出现下腹部痉挛性疼痛，并伴有全身不适的病症。本病分原发性和继发性两种。经过妇科检查未能发现盆腔器官有明显异常者，称原发性痛经，也称功能性痛经。继发性痛经则指生殖器官有明显病变者，如子宫内膜异位症、盆腔炎、肿瘤等。

痛经大多发生在月经前1～2日或月经来潮时，常为下腹部阵发性绞痛，有时也放射至阴道、肛门及腰部，可同时伴有恶心、呕吐、尿频、便秘或腹泻等症状。腹痛可持续较长时间，偶可长达1～2日，经血排出通畅时疼痛消失。疼痛剧烈时可发生面色苍白、手足冰凉、出冷汗，甚至昏厥。膜样痛经的患者，一般在月经的第3～4日时疼痛最剧烈，膜状物排出后疼痛消失。

痛经患者可采用以下的食疗方加以调理。

温经散寒：生姜红糖茶

【原料】干姜、红枣、红糖各30克。

【做法】干姜洗净切成片，红枣洗净去核，与红糖共煎汤服；或生姜20克切丝，红糖适量，沸水冲开后加盖闷3分钟，趁热代茶饮。

【功效】温经散寒。主治寒凝血瘀，症见小腹冷痛拒按、得热痛减，经色暗红或挟紫血块，苔薄白，脉陈紧。

补血调经：当归茶

【原料】当归6克，川芎2克。

【做法】沸水冲泡20分钟后代茶饮。

【功效】补血调经，活血止痛。主治血虚痛经，适用于经期腹痛绵绵、体质虚弱者。

活血祛瘀：山楂红糖水

【原料】山楂30克，红糖、益母草各20克。

【做法】将山楂、益母草放入砂锅内，加清水适量，煮取汁液，加入红糖，再煮至红糖完全溶解。

【功效】活血祛瘀。对因受寒引起的痛经、月经延后、量少等有良好的疗效。

行气解郁：玫瑰花茶

【原料】初开玫瑰花蕊50克。

【做法】去蒂，洗净，加清水500毫升，煎取浓汁，去渣后加入红糖，熬制成膏。每日服2～3次，每次1～2匙，用温开水送服。

【功效】行气解郁，和血止痛。主治月经不调、痛经。

活血化瘀：红酒苹果汤

【原料】苹果2个，红酒适量。

【做法】将苹果洗净去皮，切成月牙状，放入奶锅中，加入红酒（红酒须没过苹果），用中火炖煮约15分钟，关火，将苹果在红酒中浸泡1～2小时，即可取出食用，分食3～4次。

【功效】活血化瘀。最好在月经期食用，可大大降低痛经引起的腹痛症状。

理气通经：益母草粥

【原料】益母草60克(干品30克)，粳米50克，红糖适量。

【做法】先将益母草煎汁去渣，然后与粳米、红糖共煮成稀粥。经前3～5日开始服用，每日1～2次，热服。

【功效】活血化瘀，理气通经。适用于气血瘀滞型痛经、月经不调、产后恶露不止。

理气行血：韭季红糖饮

【原料】鲜韭菜30克，月季花3～5朵，红糖10克，黄酒10毫升。

【做法】将韭菜和月季花洗净压汁，加入红糖，兑入黄酒冲服，服后俯卧半小时。

【功效】韭菜味辛性温，理气行血，止痛，有益肝、散滞等作用，可做辅助食疗；月季花味辛性微凉，清香芬芳，有很好的行气活血作用。用于气滞血瘀之痛经效果较好。

补中益气：山楂葵子汤

【原料】山楂、葵花子仁各50克，红糖100克。

【做法】将山楂洗净，加入葵花子仁放入锅内，加水适量，用小火炖煮，将成时，加入红糖，再稍煮即成。

【功效】健脾胃，补中益气。行经前2～3日服用，可减轻经前、经后痛经。适用于气血两虚型痛经。

月经不调方

月经不调是妇科常见的一种疾病，表现为月经周期紊乱，出血期延长或缩短，出血量增多或减少，甚至月经闭止。卵巢功能失调、全身性疾病或其他内分泌腺体疾病影响卵巢功能，都可能诱发此病。此外，生殖器官的局部病变如子宫肌瘤、子宫颈癌、子宫内膜结核等也可表现为不规则阴道流血，应注意二者的区分。月经不调可采用以下食疗方加以调理。

月经不调：藕汁鸡蛋羹

【原料】鲜藕汁100毫升，三七粉5克，鸡蛋1个，食用油、精盐、味精各适量。

【做法】将鸡蛋打入碗中，加三七粉，用筷子搅打至匀。将藕汁倒入锅内，加沸水200毫升，煮沸再倒入鸡蛋，酌加食用油、精盐、味精等作料，煮至鸡蛋熟即可。食蛋饮汤，每日1剂，月经前2日开始服用，每月服5～7剂，可连服3～5个周期。

【功效】凉血止血，活血化瘀。适用于月经先后不定期。

月经过多：黑木耳菠菜汤

【原料】黑木耳30克，菠菜200克，葱花、植物油、精盐各适量。

【做法】将黑木耳泡发，择洗干净；菠菜洗净、切段。将炒锅置大火上，加入植物油烧六成热时下入葱花爆香，加入清水烧沸，下黑木耳、菠菜、精盐，煮5~10分钟即成。每日1次，佐餐食用。

【功效】益气养血，滋阴补肾，生津止渴。适用于月经过多、缺铁性贫血者。

月经提前：四汁粥

【原料】鲜生地黄汁、鲜藕汁各40毫升，鲜益母草汁10毫升，生姜汁2毫升，蜂蜜20克，粳米50克。

【做法】将粳米洗净，放入砂锅内，加600毫升水，先置于大火上煮沸，然后改小火熬煮，待米煮化时加入上述药汁煮至汤稠，再加入蜂蜜稍煮即可。每日1剂，分顿温热服用。

【功效】滋阴养血，消瘀调经。适用于经期提前者，但气虚便溏者不宜服用。

月经延后：参芪羊肉

【原料】党参、黄芪、当归各30克，生姜50克，羊肉500克。

【做法】将羊肉洗净，切块，加入适量水，再放入党参、黄芪、当归、生姜同煮，直至羊肉烂熟后，加入少量调料。食肉喝汤。

【功效】补益气血。适用于气血不足所致的月经后期。

月经过少：山药粳米粥

【原料】干山药片、粳米各100克，蜂蜜适量。

【做法】将粳米洗净，与山药片一同放入砂锅中，加水适量，先用大火烧沸，再用小火熬煮成稀粥，调入蜂蜜即成。月经前每日

1剂，连用5剂。

【功效】补血，健脾益气。适用于月经过少患者。

经期不定：韭菜炒羊肝

【原料】韭菜100克，羊肝150克，葱、生姜、精盐各适量。

【做法】将韭菜洗净切成段，羊肝切片，加生姜、葱、精盐，共放炒锅内炒熟。每日1次，佐餐食用，月经前连服5~7日。

【功效】补肝肾，调经血。适用于经期提前及月经先后无定期患者。

益精养血：首乌熟地茶

【原料】熟地黄、制何首乌各15克。

【做法】将上述2味药置于砂锅中，加水适量，煎沸20分钟，滤渣取汁。代茶温饮，每日1剂，药渣可再煎。

【功效】益精养血。适用于月经不调，症见面色苍白、月经量少，或经后头晕、舌淡脉细。

行气活血：地黄香酒

【原料】地黄香根60克，歪叶子蓝30克，胡椒6克，白酒1000毫升。

【做法】将诸药去除杂质，共研为粗末，用双层纱布袋装，扎紧口，放入瓶中，用白酒浸泡，密封瓶口，每日摇动1次，30日后即可饮用。每日饮服2次，每次10~15毫升，早晚空腹温服。

【功效】行气活血，温经散寒。适用于痛经、经闭、月经不调及产后瘀血腹痛等。

闭经方

闭经即不来月经，是妇女常见的一种症状。中医将闭经称为“经闭”，多由先天不足，体弱多病，或多产房劳，肾气不足，精亏血少；大病、久病、产后失血，或脾虚生化不足，冲任血少；情态失调，精神过度紧张，或受刺激，气血瘀滞不行；肥胖之人，多痰多湿，痰湿阻滞冲任等引起。

妇女超过18岁仍不来月经叫原发性闭经；已经建立了正常月经周期后，连续3个月以上不来月经叫继发性闭经。青春期前、妊娠后、哺乳期及绝经期后的闭经是正常的，不属于病态。子宫发育异常，如先天性无子宫、刮宫过深、子宫内膜结核，以及先天性无卵巢、放疗破坏了卵巢组织，或患有严重贫血、慢性肾炎、糖尿病、甲状腺及肾上腺功能亢进或减退，环境改变、惊吓、恐惧、过度紧张、劳累等原因均可引起闭经的发生。闭经女性可采用以下食疗方加以调理。

养血调经：桂圆粥

【原料】干桂圆肉9克，薏苡仁30克，红糖1匙。

【做法】干桂圆肉与薏苡仁同煮粥，加红糖1匙即可食用。每日1剂。

桂圆

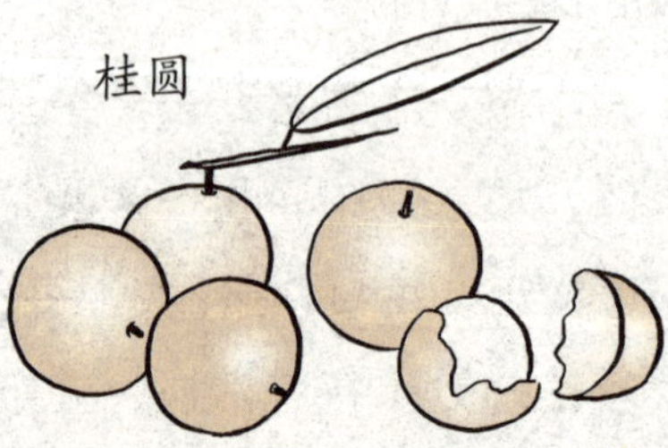

【功效】健脾，养血调经。适用于气血虚弱型闭经，症见月经量少、经期延长渐至经闭，神疲乏力，面色少华，发色不泽，舌淡苔少。

【附注】桂圆肉性温，阴虚火旺者不宜食。

活血通经：薏米扁豆粥

【原料】薏米30克，扁豆、山楂各15克，红糖适量。

【做法】薏米、扁豆、山楂洗净，放入砂锅内加水同煮粥，粥熟后放入红糖食之，每日1次，连服7日。

【功效】健脾祛湿，活血通经。扁豆甘温，调脾暖胃，升清降浊，除湿止泻；薏米清利湿热；山楂能促进消化，并善走血分，具有散瘀、导滞、解郁的作用。故凡痰湿阻滞、经水阻隔之闭经、月经后期、月经过少者，皆可辅食此粥。

滋补精血：鳖甲炖鸽

【原料】鳖甲50克，鸽子1只。

【做法】先将鸽子去毛和内脏，再将鳖甲打碎，放入鸽子腹内。一同放砂锅内，加水适量，小火炖熟后调味服食。隔日1只，每月连服5~6次。

【功效】滋补精血。适用于肝肾不足型闭经。

活血通经：香附桃仁粥

【原料】桃仁15克，香附、红糖各30克，粳米50克。

【做法】香附水煎取液；将桃仁捣烂加水浸泡，研汁去渣；与粳米、香附水煎液、红糖同入砂锅，加水适量，用小火煮成稀薄粥，温热食之，每日2次，连服数日。

【功效】活血通经。香附理气化瘀；桃仁苦平微甘，功能通经活血，祛瘀生新。凡因血脉阻滞引起之女子经闭或胸满腹痛者，可辅食此粥。

活血行气：川芎煮鸡蛋

【原料】川芎8个，鸡蛋2个，红糖适量。

【做法】将川芎、鸡蛋加水同煮，鸡蛋熟后去壳再煮片刻，去渣，加红糖调味即成，吃蛋饮汤。每日分2次服，每月连服5～7剂。

【功效】活血行气。适用于气血瘀滞型闭经。

祛风化湿：天香炉煲猪肉

【原料】天香炉30克，猪瘦肉100克，精盐适量。

【做法】将猪瘦肉切成块，再与天香炉一起加水适量煲汤，用精盐调味即成。每日2次，食肉饮汤。

【功效】祛风化湿，活血通经。适用于闭经。

破瘀行血：桃仁牛血汤

【原料】桃仁10～12克，鲜牛血（已凝固）200克，精盐少许。

【做法】将牛血切块，与桃仁加清水适量煲汤，食时加精盐少许调味。

【功效】破瘀行血，通经。适用于气血瘀滞型闭经，月经数月不行，少腹疼痛拒按，舌紫黯，脉涩。

带下病方

身体健康的女性阴道内有少量白色无臭味的分泌物，以滑润阴道壁黏膜，月经前后、排卵期及妊娠期量较多，而无其他不适症状，此种为生理性白带。但如果分泌物异常增多，或杂有其他色泽，或黏稠如胶液，或稀薄如水状、秽臭，并伴有瘙痒、灼热痛等局部刺激症状，以及腰酸腿软、小腹胀痛，即可确诊为带下病。

白带异常是生殖器官疾病的一种信号，如患有滴虫性阴道炎、真菌性阴道炎、子宫颈炎症、息肉或癌变、子宫内膜炎、淋病等疾病时，白带皆可出现异常现象。中医学认为，本病的发生多与脾虚、肾虚、肝郁及湿毒等因素相关。当以健脾益肾、疏肝解郁、清热利湿为治，可采用下列食疗方。

利湿止带：鸡冠花冰糖饮

【原料】鸡冠花30克，金樱子、白果、冰糖各20克。

【做法】将鸡冠花、金樱子、白果加水3碗煎至1碗，去渣加入冰糖，待溶解后，微温饮服。每日1次，连服3～5日。

【功效】清热解毒，利湿止带。鸡冠花清热解毒，除湿止带；白果健脾止带；金樱子补肾止带。全方合成，对湿毒带下者有一定效果。

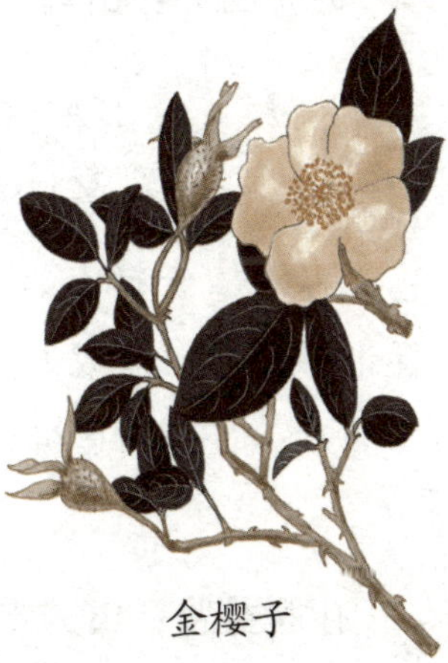

金樱子

补肾止带：金樱子汤

【原料】金樱子30克，猪膀胱1个，白术10克。

【做法】将猪膀胱洗净，把白术、金樱子打碎放入猪膀胱内，用线缝其口，放入砂锅内，加水适量，用小火炖熟，去渣调味即可酌量分次饮汤食肉。连服10～15日。

【功效】补肾，固精，止带。金樱子酸涩性平，入脾、肾经，涩精止遗，治带下日久；配与猪膀胱，以腑补腑，使任督二脉得固；白术健脾补气而祛湿。

收涩止带：白果蒸鸡蛋

【原料】鲜鸡蛋1个，白果2枚。

【做法】将鸡蛋的一端开孔，白果去壳，纳入鸡蛋内，用纸贴封小孔，口朝上放碟中，隔水蒸熟即成。每日1次。

【功效】敛肺气，止带浊。适用于妇女白带过多。

健脾固冲：山药黄柏粥

【原料】鲜山药100克(或干山药30克)，芡实、车前子各15克，黄柏、白果仁各10克，粳米100克，红糖适量。

【做法】先将山药、黄柏、芡实、车前子煎煮，去渣取汁，加入粳米、白果仁煮成粥，调入红糖即成。每日2次，空腹热服。

【功效】健脾固冲，清热利湿。适用于带下色黄、其气腥秽。

补脾益肾：山药羊肉汤

【原料】羊肉500克，山药30克，生姜等调料适量。

【做法】羊肉先用开水焯去膻味，再用冷水洗净，山药用清水浸透后，与羊肉一起放入清水锅中，放入调料，煲3小时至肉熟，捞出晾凉。将羊肉切片，调味食用。

【功效】补脾益肾。主治带下病属脾虚型，症见带下色白、量多、质稀，腰膝无力，面色少华。

补肾止带：山药猪腰汤

【原料】猪腰4只，山药100克，枸杞子15克，芡实50克，生姜4片。

猪腰

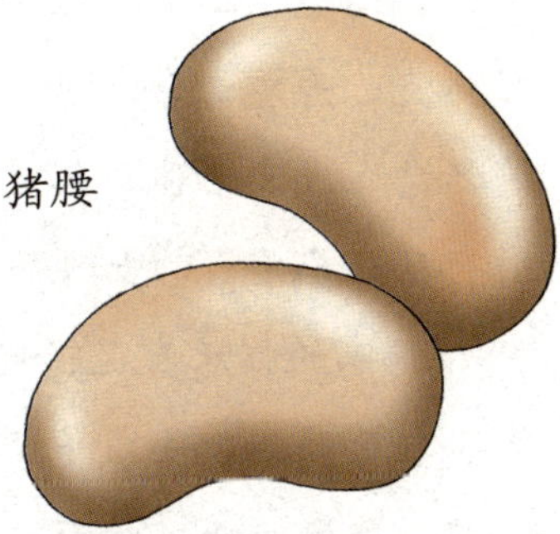

【做法】取鲜猪腰剖开，切去白膜，用清水反复冲洗，飞水去膻尿味；将全部用料放入清水煲内，大火煲滚后，改小火煲2小时，汤成即可。

【功效】补肾止带。适用于带下病属肾虚型，症见带下赤白、质稍黏无臭，头昏目眩，五心烦热，失眠多梦，舌红少苔，脉细略数。

清热利湿：冰糖冬瓜子汤

【原料】冰糖、冬瓜子各30克。

【做法】将冬瓜子洗净捣碎末，加冰糖，冲开水1碗放在瓷罐里，用小火隔水炖。饮服。每日2次，连服5～7日。

【功效】补中益气，清热利湿。适用于湿毒型带下病。

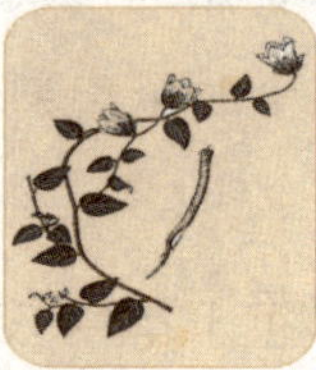

盆腔炎方

盆腔炎是女性常见的妇科疾病，根据症状的不同可分为急性与慢性两类。急性盆腔炎发展可引起弥漫性腹膜炎、败血症、感染性休克，严重者危及患者生命。慢性盆腔炎多系急性盆腔炎未能彻底治愈，或患者体质较差病情迁延而致。患者常经久不愈，反复发作，从而严重影响女性的生殖健康、生活和工作。

该病的临床表现轻重不一，轻者一般无症状，重者多有白带增多、轻度痛经、小腹下坠、下腹隐痛、腹胀腹泻、里急后重、尿频尿热、腰骶酸痛、性交痛、月经淋漓等症状。同时，部分患者可兼有神经衰弱症状，如精神不振、周身不适、失眠等。当患者抵抗力差时，易有急性发作。盆腔炎患者宜常用以下食疗方。

清心固带：莲子排骨汤

【原料】猪排骨200克，莲子40克，芡实30克，枸杞子20克，怀山药25克，味精、精盐、料酒、胡椒、葱、姜各适量。

【做法】将猪排骨剁成小块，用沸水焯一下，撇去浮沫，与莲子(去心)、芡实(去杂质)、怀山药、枸杞子，一起放入砂锅中，加水、料酒、精盐、胡椒、姜、葱等，用中火炖1小时，再加少量味精调味，即可食用，喝汤，吃排骨、莲子、山药等。

【功效】补肾益精，清心固带。对于肝肾不足、湿热下注的盆腔炎患者康复有益。

清热解毒：槐花薏米粥

【原料】槐花10克，薏米30克，冬瓜仁20克，粳米适量。

【做法】将槐花、冬瓜仁水煎成浓汤，去渣后再放薏米及粳米同煮成粥服食。

【功效】清热解毒。用于急性盆腔炎的辅助治疗。

祛瘀止痛：苦菜萝卜汤

【原料】苦菜100克，金银花20克，蒲公英25克，青萝卜200克。

【做法】青萝卜切块，将苦菜、金银花、蒲公英、青萝卜一起煎煮，去药后吃萝卜。每日1剂。

【功效】清热解毒，祛瘀止痛。主治盆腔炎，属湿热瘀毒型，症见发热，下腹胀痛，小腹两侧疼痛拒按，带下色黄量多，舌质红，苔黄，脉滑数等。

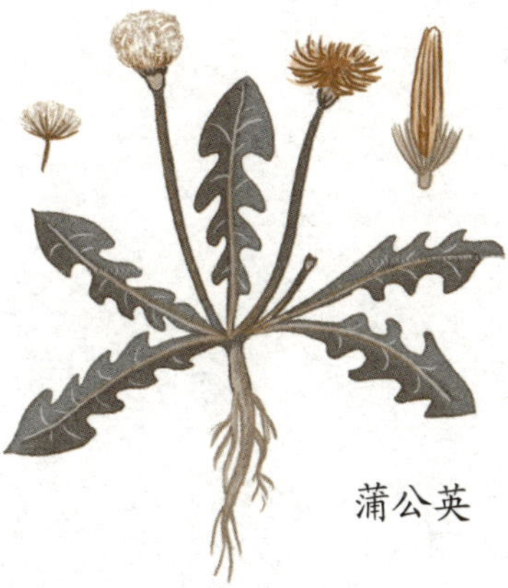

蒲公英

散瘀止痛：桃仁饼

【原料】桃仁20克，面粉200克，芝麻油30毫升。

【做法】桃仁研成极细粉与面粉充分拌匀，加沸水100毫升揉透后冷却，擀成长方形薄皮子，涂上芝麻油，卷成圆筒形，用刀切成段（每段30克），擀成圆饼，在平底锅上烙熟即可。早晚餐随意服食，每次2块，温开水送服。

【功效】理气活血，散瘀止痛。主治盆腔炎，症见下腹部及小腹两侧疼痛如针刺，腰骶疼痛，舌有紫气，脉细弦。

利湿止痛：荔枝核蜜饮

【原料】荔枝核30克，蜂蜜20克。

【做法】荔枝核敲碎后放入砂锅，加水浸泡片刻，煎煮30分钟，去渣取汁，趁温热调入蜂蜜，拌和均匀即可。早、晚2次分服。

【功效】理气，利湿，止痛。主治各类慢性盆腔炎，症见下腹及小腹两侧疼痛，心情抑郁，带下量多。

乳腺增生方

乳腺增生是指乳腺上皮和纤维组织增生，导致乳小叶在结构上的退行性病变及进行性结缔组织的生长，其发病原因主要是内分泌激素失调。

乳腺增生是女性最常见的乳房疾病，其发病率居乳腺疾病之首。乳腺增生可发生于青春期后任何年龄的女性，但以30—50岁的女性最为常见。近些年来该病发病率呈逐年上升的趋势，年龄也越来越低龄化，一些女性甚至刚进入30岁就患上了乳腺增生，有时患者还不自知，耽误了治疗的最佳时期，最终导致癌变的可怕结果。因此，女性最好时常自查自检，发现不良症状，及时就医，配合医生治疗。此外，也可以选用以下食疗方进行日常调理。

开郁理气：天合红枣茶

【原料】天冬15克，合欢花8克，红枣5枚，蜂蜜少许。

【做法】将天冬、合欢花、红枣一同放入茶壶中，以沸水冲泡，加盖闷约15分钟，滤出茶汤，加蜂蜜调味，即可频饮。

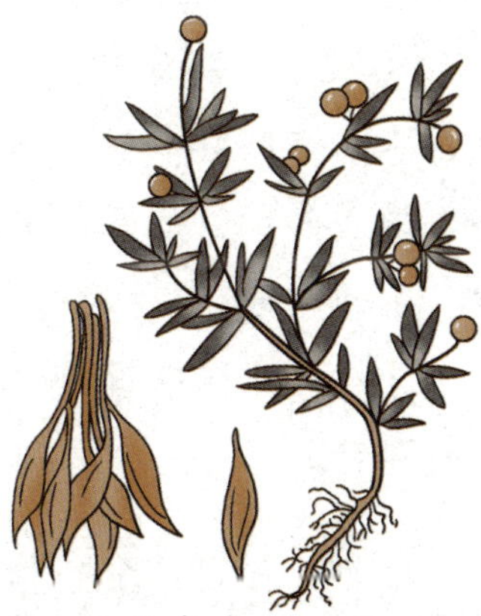

天冬

【功效】此茶可开郁理气，乳腺增生患者感到胸闷时，可每日1剂，泡茶频饮，有助于缓解症状。

乳腺增生：海带煮豆腐

【原料】豆腐1块，海带1米左右，精盐、鸡精、食醋各适量。

【做法】将海带切段，豆腐切块，一同煮熟，放入精盐、鸡精、食醋调味，即可盛出，饮汤食菜。

【功效】消痰软坚，散结抗癌，清热解毒。乳腺增生患者应常吃。

理气解郁：玫瑰蚕豆花茶

【原料】玫瑰花6克，蚕豆花10克。

【做法】将上味花草洗净，沥干，一同放入茶杯中，加开水冲泡，盖上茶杯盖闷10分钟即成。可代茶饮，或当饮料，早、晚分服。

【功效】理气解郁。乳腺增生患者可常饮。

解郁散结：青皮山楂粥

【原料】青皮10克，山楂30克，粳米100克。

【做法】将青皮、山楂分别洗净，切碎后一起放入砂锅，加适量水，浓煎40分钟，用洁净纱布过滤，取汁待用。将粳米淘洗干净，放入砂锅，加适量水，用小火煨煮成稠粥，粥将成时，加入青皮、山楂浓煎汁，拌匀，继续煨煮至沸即成。早、晚分食。

【功效】疏肝理气，解郁散结。适用于乳腺小叶增生，证属肝郁气滞者。

不孕症方

不孕症分为原发性不孕和继发性不孕两种。原发性不孕是指适龄夫妇婚后长时间同居、性生活正常，未采取任何避孕措施而两年不能怀孕。继发性不孕是指已婚女性曾有过一次或几次怀孕，但距末次怀孕两年以上未再怀孕。女性不孕并不都是女性一个人的原因，这里面也包含男性的原因，如精液异常、精子不液化等。因此患了不孕症应男女双方同时去医院进行检查，找出不孕的原因，并对症进行治疗。此外，不孕患者还可以采取以下食疗方进行调理。

滋补肝肾：双皮炖鸽子

【原料】地骨皮、牡丹皮各10克，白鸽1只，料酒、精盐、味精、酱油、香油各适量。

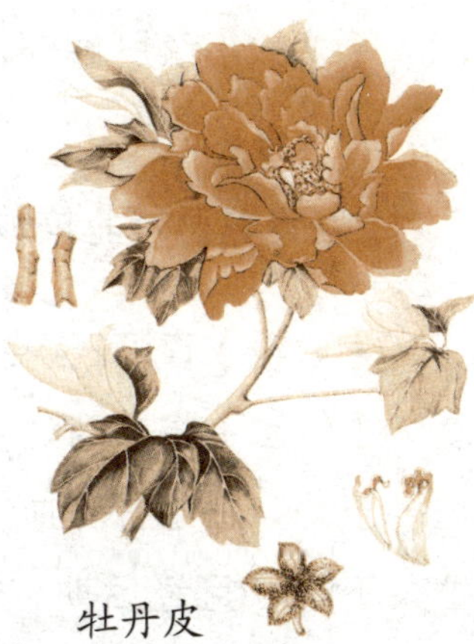

牡丹皮

【做法】将白鸽活杀，去毛、血、内脏，洗净；将地骨皮、牡丹皮洗净，装入纱布袋内，扎口，置瓦罐内，加清水，大火煮沸，加入白鸽、精盐、料酒，改小火再煨60分钟，去药袋，在汤中加入适量味精。捞出白鸽放盘中，用酱油、香油拌鸽肉，吃鸽肉喝汤。自月经干净第6日起，每日1剂，连服6只白鸽。

【功效】滋补肝肾，益气理血，调养冲任。本品仅适用于肾阴虚亏不孕的女性食用。

活血散瘀：山楂肉桂红糖汤

【原料】山楂肉10克，肉桂6克，红糖30克。

【做法】将前2味洗净，加水适量，煮数沸后入红糖，再煮数沸。服用时去渣喝汤，每日1剂，分2次服。

【功效】活血散瘀。适用于血瘀型不孕症，症见婚久不孕，月经后期，量少色黯，有血块，或有痛经，舌质紫黯，脉细涩。

疏肝解郁：双核茴香粥

【原料】荔枝核、橘核各15克，小茴香10克，粳米60克。

【做法】将前3味水煎去渣，加入粳米煮粥食用。于月经结束后开始每日早、晚各服1剂，连服7日，下个月经周期再服7日，连服3个月。

【功效】疏肝解郁，养血调经。适用于肝郁气滞型不孕症。

温肾养血：韭菜炒青虾

【原料】青虾250克，韭菜100克，精盐适量。

【做法】将前2味共炒放入精盐调味食用。每日1剂。

【功效】温肾养血，调补冲任。主治不孕症属肾阳虚者，症见婚久不孕，月经后期，腰酸腿软，性欲淡漠，舌淡苔白，脉沉细或沉迟。

行血养血：益母草元胡鸡蛋汤

【原料】益母草30～60克，元胡20克，鸡蛋2个。

【做法】将益母草、元胡与鸡蛋同煮，鸡蛋熟后去壳，再煮片刻，去药渣。吃蛋喝汤，每日1次，月经前连服5～7日。

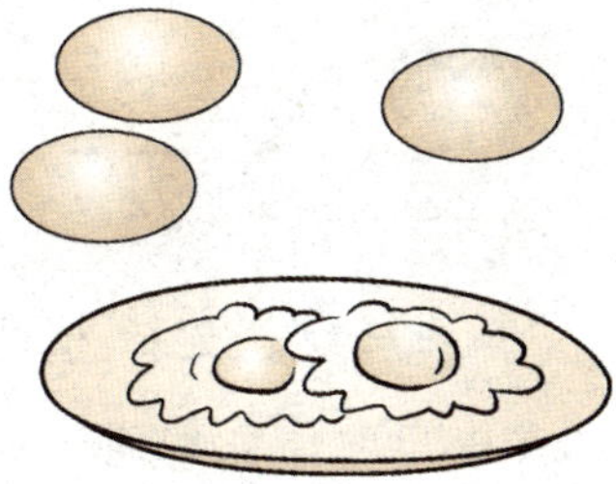

鸡蛋

【功效】行血养血。适用于血虚型不孕症，症见月经延后、经期腹痛拒按、经血暗黑有块。

宫寒不孕：艾叶鹌鹑汤

【原料】鹌鹑2只，艾叶30克，菟丝子15克，川芎10克。

【做法】鹌鹑宰杀，去毛和内脏，备用；将艾叶、菟丝子、川芎用3碗清水煎至1碗，用纱布过滤取汁，然后将药汁和鹌鹑用碗装好，隔水炖熟即可。

【功效】温经止血，散寒止痛。治疗小腹冷痛、经寒不调、宫冷不孕、崩漏经多等症。

产后缺乳方

产后缺乳又称为“乳汁不行”“乳汁不下”，是指妇女分娩3天以后即哺乳期间，乳汁分泌过少或全无乳汁的疾病。常因气血虚弱或气滞血瘀引起。主要表现为乳汁稀薄而少、乳房柔软而不胀痛、面色少华、心悸气短等。产后缺乳可以试用以下的食疗方。

养血通乳：芝麻盐

【原料】黑芝麻50克，精盐少许。

【做法】锅热以小火将黑芝麻、精盐共炒，至芝麻溢出香味即成。每日2次，连食数日。

【功效】养血通乳。用治妇女产后缺乳。

益气养血：鲫鱼汤

【原料】鲫鱼2条，豆腐400克，白萝卜1个，香菇5朵，姜片、葱段、油、精盐、料酒各适量。

【做法】鲫鱼去鳞、内脏，洗净，用料酒腌制20分钟；白萝卜切厚片，豆腐切成大块；锅内倒少许油，将鲫鱼煎成金黄色待用；另取锅倒入清水，放葱段、姜片大火烧开，水开后下入煎好的鲫鱼；再次开锅后，转小火炖煮30分钟，这时汤转变成奶白色；加白萝卜片、豆腐块一起煮，半开盖炖20分钟；出锅前加少许精盐调味。

【功效】益气养血，健脾宽中。对于产后康复及乳汁分泌有很好的促进作用。

催乳发奶：豆腐酒酿汤

【原料】豆腐200克，红糖、酒酿各50克。

【做法】将豆腐、红糖、酒酿放入锅内，煮约15分钟即可食用，每日可服食2次。

【功效】养血活血，催乳发奶，清热解毒。既能增加乳汁的分泌，又能促进子宫复原，有利于产后恶露的排出。

活血通乳：木瓜花生大枣汤

【原料】木瓜750克，花生150克，大枣5枚，冰糖适量。

【做法】木瓜去皮、核，切块；将木瓜、花生、大枣放入煲内，加适量清水，放入冰糖，待水滚后改用小火煲2小时即可饮用。

【功效】活血通乳，健脾开胃，润肺利尿。此汤对增加乳汁有显著效用。

补血通乳：猪蹄通草汤

【原料】猪蹄1只，通草10克，葱、精盐、黄酒各适量。

【做法】猪蹄洗净去毛，冷水下锅焯去血水，过冷水洗净，沥干备用；所有药材洗净，沥干水备用；将所有食材放在一起，先用大火煮，水开后用小火煮，煮1～2小时，直至猪蹄酥烂为止。待汤稍凉后，喝汤吃肉，每日1次，连服3～5日即可见效。

【功效】通乳汁，利血脉。适于产后无奶、乳汁不通者食用。猪蹄含丰富的蛋白质、脂肪，有较强的活血、补血作用，而通草有利水、通乳汁的功效。

更年期综合征方

更年期为妇女卵巢功能逐渐消退至完全消失的一个过渡时期，在更年期的过程中月经停止来潮，称绝经。一般发生于45—55岁。妇女在绝经期前后，出现月经紊乱、潮热汗出、头晕耳鸣、心悸失眠、烦躁易怒、五心烦热、失眠多梦等方面的障碍，被称为更年期综合征。

中医学认为，本病病因主要为绝经前后肾气渐衰，冲任二脉益弱，天癸渐竭，生殖能力降低或消失，部分妇女由于素体差异及生活环境影响，不能适应这种生理变化，使阴阳失去平衡，脏腑气血不相协调而致。本综合征有肾阴虚和肾阳虚之不同，治疗总以调节阴阳和脏腑气血之平衡为原则。更年期综合征患者可采用以下食疗方进行调理。

滋阴清热：枸杞莲心茶

【原料】枸杞子10克，白菊花、苦丁茶各3克，莲子心1克。

【做法】上4味同放入杯中，用沸水冲泡，加盖闷10分钟，即可代茶频频饮用。

【功效】滋阴清热，养肝益肾。

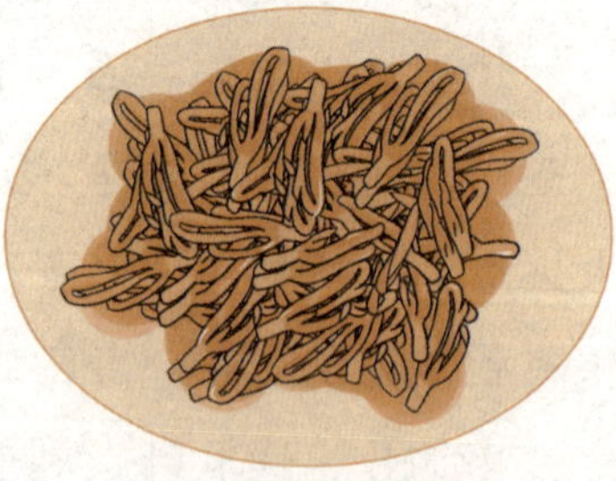

莲子心

主治更年期综合征，症见月经不调、头晕失眠、腰膝酸软、五心烦热、急躁易怒、口干苦燥、舌红少苔。

滋阴补血：海参猪肉饼

【原料】海参(干品)300克，冬菇200克，鸡蛋1个，猪瘦肉600克，豆粉、酱油、白糖、精盐、芝麻油、菜油各适量。

【做法】将干海参、冬菇用温水泡发，洗净。猪瘦肉剁烂，放在碗内，加入豆粉、白糖、精盐、菜油、打散的鸡蛋，共拌匀分作3份，蘸以豆粉入油锅炸至金黄色。锅中留底油，将海参、冬菇略煸一下，放入炸过的肉饼同焖，当水干时，加入芝麻油、少许酱油和豆粉汁翻匀即成。每日2次，每次50～100克。

【功效】滋肾阴，补气血，健脾胃。适用于更年期综合征，症见月经先后不定、量或多或少、经色鲜红，伴见头晕耳鸣、腰膝酸软、烦热汗出、头面烘热等。

解郁宁神：柴胡当归粥

【原料】柴胡、香附、枳壳、白芍各9克，合欢花12克，当归、沉香、路路通、川芎各6克，粳米150克，白糖适量。

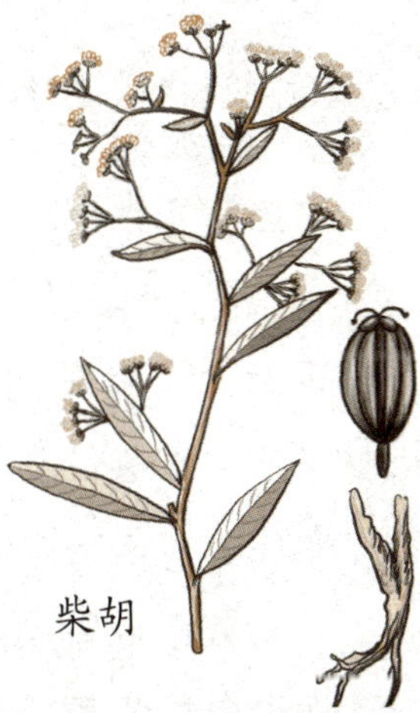
柴胡

【做法】将前9味药放入砂锅中加水煎汁，去渣取汁；粳米淘洗干净。锅上火，加入适量清水，放入粳米烧开，用小火煮粥，粥将熟时，下入药汁和白糖，稍煮即成。

【功效】疏肝理气，解郁宁神。适用于妇女更年期脾肾不足、精神不振、失眠多梦、食少便溏、腰膝酸痛等症。

滋养脾胃：麻雀炖淡菜

【原料】麻雀1只，淡菜30克。

【做法】将淡菜洗净；麻雀剖杀，去毛及内脏，与淡菜一同入锅，炖至麻雀肉熟烂即成。1次服完，每日1次。7日为1个疗程。

【功效】滋养脾胃，暖肾壮阳。适用于更年期综合征，症见时而畏寒、时而烘热、头晕耳鸣、腰酸乏力、脉细等。

补肾固精：小麦山药粥

【原料】干山药片30克，小麦、糯米各50克，白砂糖适量。

【做法】山药、小麦、糯米加适量白砂糖同煮为稀粥。早晚餐食用，温热服。

【功效】补脾胃，安心神，补肾固精。适用于妇女更年期综合征，症见脾肾不足、精神不振、失眠多梦、食少便溏、腰膝酸痛等。

补血益气：附片栗子羊肉汤

【原料】白附片15克，栗子(去壳、衣)、薏苡仁各50克，羊肉500克，姜片、葱段、胡椒、精盐各适量。

【做法】将羊肉置沸水中略煮，取出羊肉切成小块，与白附片、栗子、薏苡仁及姜片、葱段、胡椒共炖至羊肉熟烂，再入精盐少许调味。食羊肉饮汤，分3～4次服食。

【功效】温肾助阳，补血益气，健脾祛湿。适用于更年期综合征，症见面色晦黯、精神不振、形寒肢冷、纳呆腹胀、夜尿多或尿频失禁或带下清稀等。

第 9 章

老人疾患，抗病救灾尽享天年

健康是福，健康是阳光，健康是雨露。老人一辈子不容易，为儿女操心，直到儿女都成家立业还挂念着。因此，老人身体健康是儿女最大的心愿。但是人进入老年期后，人体组织结构进一步老化，各器官功能逐步出现障碍，身体抵抗力逐步衰弱，活动能力降低。本章介绍一些可以延缓老人衰老、预防老年疾病的食疗方。

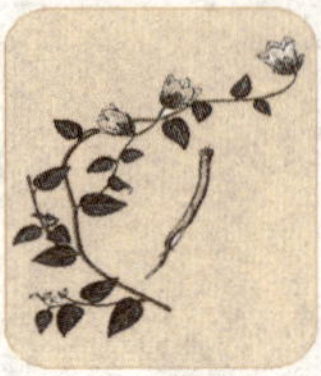

高脂血症方

脂肪代谢或运转异常使血浆一种或多种脂质高于正常称为高脂血症。现代医学称之为血脂异常。脂质不溶或微溶于水，必须与蛋白质结合以脂蛋白形式存在。因此，高脂血症通常也称为高脂蛋白血症。高脂血症血浆胆固醇、三酰甘油、总脂等血脂成分的浓度超过正常标准。高脂血症的主要危害是导致动脉粥样硬化，进而导致众多的相关疾病。

中医学将高脂血症归入“胸痹”“血瘀”“痰湿”等范畴。当人迈入中老年时，五脏的功能都会逐渐衰退。脾主运化，脾气不足，吃进来的食物就不能及时消化，不能转精微以营养全身，则变生脂浊，混入血液中，引起血脂升高。肾主水液，全身的血液要依靠肾气来推动，肾气衰血液的运行就会变得缓慢，就容易沉淀各种垃圾物质，其中就包括胆固醇和三酰甘油。肝主疏泄，如果疏泄失常的话，也会造成脂肪的代谢不利，同样会引起高血脂。

高脂血症患者除了积极治疗外，也可以采取以下的食疗方进行调理。

降压降脂：海带绿豆汤

【原料】海带、绿豆各15克，甜杏仁9克，玫瑰花6克（布包），红糖适量。

【做法】将绿豆洗净、海带切丝；将海带、绿豆、甜杏仁一同放入锅中，加水煮，并加入玫瑰花（布包）；将海带、绿豆煮熟后，将玫瑰花取出，加入红糖即可。

【功效】清热解毒，凉血清肺，降压降脂。常食可预防高脂血症、高血压和脑卒中。

消脂减肥：三鲜冬瓜

【原料】冬瓜500克，鸡汤250毫升，熟火腿30克，冬笋、蘑菇各25克，葱花、精盐、味精、胡椒粉、水淀粉、香油、植物油各适量。

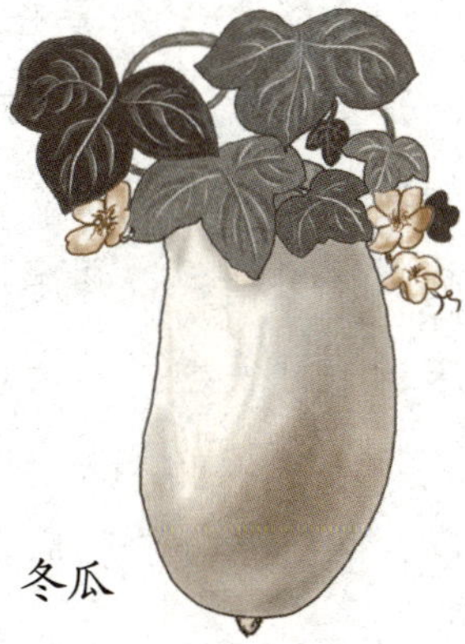

冬瓜

【做法】将冬瓜去皮、洗净，切成方块，入沸水焯至刚熟捞起；熟火腿、冬笋、蘑菇分别切薄片。炒锅中放入植物油烧至三成热，放入冬瓜、火腿、冬笋、蘑菇煸炒片刻，加入鸡汤、精盐、胡椒粉、味精烧至入味，用水淀粉勾芡，撒入葱花，淋上香油即可。

【功效】消脂解腻，减肥强肌。适用于高脂血症、营养性肥胖患者食用。

祛脂降压：黄瓜拌豆芽

【原料】黄瓜丝300克，绿豆芽250克，虾米20克，鸡蛋白丝15克，蒜泥、精盐、味精、食醋、香油各适量。

【做法】将黄瓜丝加精盐稍腌一下，挤出水入盘。绿豆芽入沸水焯透，捞出沥干，入盘。虾米用沸水泡发后洗净，与其余各味一起入盘拌匀即可。

【功效】清热利水，补虚化痰，去脂降压。适用于脾虚湿盛型高脂血症患者食用。

降脂降压：荠菜炒冬笋

【原料】冬笋300克，荠菜100克，熟胡萝卜20克，精盐、味精、油、水淀粉、鸡汤各适量。

【做法】冬笋去皮、根，洗净切成劈柴状；荠菜择洗干净，用开水汆一下，捞出放入冷水里冲凉后，挤出水分，切成粗末；熟胡萝卜切成末待用；锅内放油烧热，放入冬笋块略炒，加入鸡汤、精盐、味精，烧开后放入荠菜末，水淀粉勾芡，开锅后放入胡萝卜末，即可装盘。

【功效】清热利水，降脂降压。适用于各种高脂血症、高血压、水肿、便血、尿血等症。

降脂平肝：玉米须虾皮豆腐汤

【原料】玉米须100克，虾皮20克，豆腐400克，紫菜5克，黄酒、精盐、香油、味精各适量。

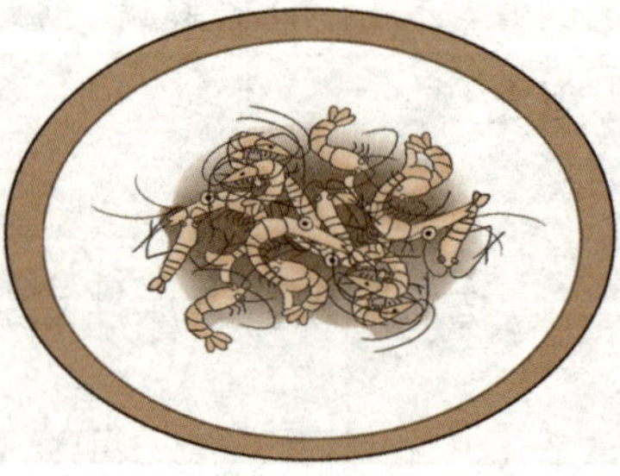

虾皮

【做法】将玉米须加水煮20分钟，去渣留汁。虾皮用黄酒浸泡后加水煮5分钟，投入用沸水烫过的豆腐块，倒入玉米须汁，撒上撕碎的紫菜，调入精盐、味精、香油即成。

【功效】清热利水，降脂平肝。适用于高脂血症、高血压、水肿、黄疸等症。

降脂减肥：冬笋烧鲤鱼

【原料】鲤鱼1条，冬笋100克，蒜50克，生姜、酱油、玉米油各适量。

【做法】将活鲤鱼去杂，洗净，用玉米油炸成金黄色；冬笋、蒜切片，生姜切成末，与炸鱼同烧，加酱油炒匀即成。

【功效】鲤鱼有利尿的功效，降脂作用优于其他鱼类。冬笋富含纤维素，能将摄入的多余脂肪、胆固醇通过大便排出体外。姜蒜是血液的净化剂，可以降低血液中的胆固醇，溶解脂肪。

燥湿化痰：芪参陈皮茶

【原料】黄芪、丹参各15克，陈皮10克。

【做法】将诸药置于砂锅中，加水适量，煎沸20分钟，去渣取汁。代茶温饮，每日1剂，药渣可再煎服用。

【功效】补气活血，燥湿化痰。适用于高脂血症，症见气短乏力、胸闷不舒、痰多色白。

降脂消肿：荷叶茶

【原料】干荷叶9克(鲜者30克)。

【做法】将干荷叶搓碎(鲜者切碎)，煎水代茶频饮。

【功效】活血益脾，降脂消肿。荷叶性平味苦涩，善升清利湿，助脾胃，分清浊，散瘀血，除油腻，故而用来祛脂减肥。适用于高血脂、高血压和肥胖症等。

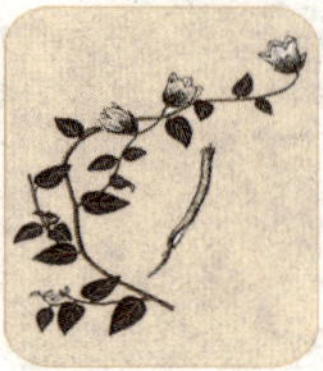

冠心病方

冠心病，属于中医学“厥心痛”“胸痹”等范畴。具体说来，五脏有病，病气逆于心而致心痛，阳虚使心经气逆致心痛；因寒、因热所致心痛指邪犯心包或诸脏之邪犯心之支脉所致之心痛。比如，杨玄操注：“诸经络皆属于心，若一经有病，其脉逆行，逆则承心，承心则心痛，故曰厥心痛。”

从现代医学的角度来看，冠心病是一种常见的心脏病，是指因冠状动脉狭窄、供血不足而引起的心肌功能障碍和（或）器质性病变，故又称缺血性心肌病。冠心病的典型症状表现为胸腔中央发生一种压榨性的疼痛，并可迁延至颈、颌、手臂及胃部。冠心病发作时可能引起其他症状有眩晕、气促、出汗、寒战、恶心及昏厥，严重患者可能因为心力衰竭而死亡。

冠心病患者可采用以下食疗方进行辅助调理。

清热解肌：葛根瘦肉汤

【原料】瘦猪肉、葛根各500克，蜜枣30克，姜、精盐各5克。

【做法】将葛根洗净，去皮，切块；蜜枣去核，略洗；猪瘦肉洗净，切块；把全部用料一起放入锅内，大火煮沸后，小火煮2小时，加入精盐调味即可，随量饮

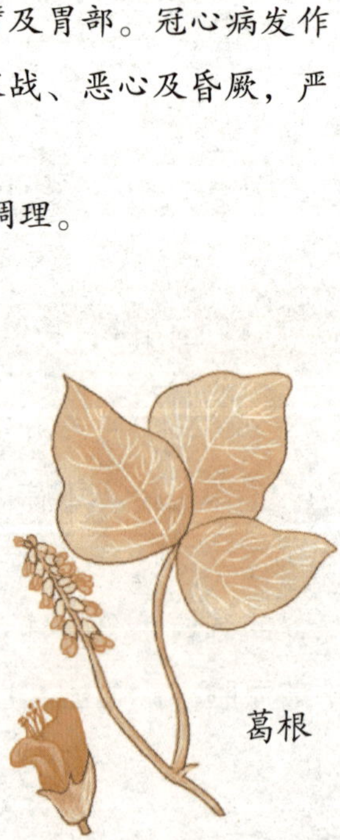

葛根

汤食肉。

【功效】清热解肌，生津止渴。适用于高血压病属肝阳亢盛型者，症见头痛、口渴、肌肉酸痛，或颈项强痛，亦可用于冠心病之心绞痛、糖尿病、颈椎综合征有上述症状者。

活血化瘀：首乌山甲汤

【原料】何首乌、黑豆各50克，穿山甲肉250克，调味品适量。

【做法】将穿山甲肉切碎，何首乌、黑豆洗净，共放砂锅内加清水约500毫升，小火烧煮90分钟，至黑豆熟烂后加入调味品调味即可。吃时连汤带肉一同吃下，亦可佐餐。

【功效】扶正祛邪，活血化瘀。适宜于冠心病、动脉硬化症等疾病的辅助食疗。一般月余即见成效。

消肿降脂：绿豆粥

【原料】绿豆适量，粳米100克。

【做法】先将绿豆洗净，以温水浸泡2小时，然后与粳米同入砂锅中，加水1000毫升，煮至豆烂米开粥稠。每日2~3次顿服，夏季可当冷饮频食之。

【功效】清热解毒，解暑止渴，消肿降脂。适用于冠心病、中暑、暑热烦渴、疮毒疖肿、食物中毒等症。

补心养血：豆豉炖猪心

【原料】猪心300克，豆豉、生姜、葱各5克，精盐、料酒、味精各适量。

【做法】猪心洗净切块，豆豉洗净，生姜切片，葱切段；锅内加水烧开，放入猪心稍煮片刻，去除血污，捞起放炖盅内，加入清水、料酒，用中火炖约3小时，调入精盐、味精即成。

【功效】补心宁神，补心养血。适于冠心病、心血亏虚、心悸及忧烦等症患者食用。

镇静降压：山楂柿叶茶

【原料】柿叶10克，山楂12克，茶叶3克。

【做法】水煎服，或用纱布包好以沸水浸泡10~15分钟，不拘时频饮。

【功效】凉血止血，清热生津，镇静降压。此茶对增加冠状动脉血流量、降低血脂和血压较为有利。可用于防治冠心病、高脂血症和高血压等心血管疾病。

化滞下气：胡萝卜炒鸡蛋

【原料】胡萝卜120克，鸡蛋2个，姜丝、葱末、胡椒粉、香菜末、食用油、精盐、味精各适量。

【做法】将胡萝卜洗净，切丝；鸡蛋打入碗内，搅匀备用。炒锅上火，放入食用油烧热，投入姜丝、葱末炝锅，下入胡萝卜丝略炒，调入鸡蛋液、精盐、味精、胡椒粉，撒上香菜末即成。每日1剂，连服10~15日。

【功效】胡萝卜有健脾和胃、壮阳补肾、化滞下气等功效，胡萝卜有促进肾上腺素合成、降低血脂、改善冠状动脉血流量等作用。因此，适宜高脂血症、冠心病、高血压等患者食用。

高血压方

高血压主要是由高级神经中枢调节血压功能紊乱所引起，以动脉血压升高为主要表现的一种疾病。成人如舒张压持续在12千帕以上，一般即认为是高血压。患者通常感到头痛、头晕、失眠、心悸、胸闷、烦躁和容易疲乏，严重时可发生心、脑、肾功能障碍。

中医学认为，引起血压升高的原因是情志抑郁，愤怒忧思，以致肝气郁结，化火伤阴；或饮食失节，饥饱失宜，脾胃受伤，痰浊内生；或年迈体衰，肝肾阴阳失调；等等。高血压分为原发性高血压及继发性高血压两类。原发性高血压是以血压升高为主要临床表现的一种疾病，占高血压患者的80%～90%。

此病是当前威胁人类健康的重要疾病，它是脑卒中和冠心病的主要危险因素。在早期和中期，症状往往不明显，而为人们所忽视，而一旦出现心脑血管并发症，则变成难以控制的医疗保健问题，因而被称为“无声的杀手”。

高血压患者可采用以下食疗方进行日常调理。

降压平肝：鲜芹菜汁

【原料】鲜芹菜250克。

【做法】将鲜芹菜洗净，放入沸水中烫2分钟，切碎绞汁。每日2次，每次服1小杯。

【功效】平肝降压，利尿消肿，镇静安神。适用于眩晕头痛、颜面潮红、精神易兴奋的高血压患者。

清热降压：西红柿蘸白糖

【原料】新鲜西红柿2个，白糖适量。

【做法】将西红柿洗净，蘸白糖每天早上空腹吃。

【功效】清热降压，止血。用治血压高、眼底出血。

降压补肾：双耳滋阴汤

【原料】银耳、黑木耳各10克，冰糖30克。

【做法】银耳、黑木耳用温水泡发，择除蒂柄及杂质，洗净后放入碗内，放入冰糖，加水适量；盛木耳的碗置蒸笼中蒸1小时，待木耳熟透。可分次或1次食用，吃木耳喝汤，每日2次。

【功效】滋阴，补肾，润肺。适用于高血压、眼底出血、肺阴虚的咳嗽、喘息等症。

清热活血：醋浸花生仁

【原料】花生仁200克，醋300毫升。

【做法】醋浸泡花生米1周以上。每晚吃7～10粒，连吃1周为1个疗程。

【功效】清热活血。对保护血管壁、阻止血栓形成有较好的作用。长期坚持食用可降低血压，软化血管，减少胆固醇的堆积，是防治心血管疾病的佳品。

平肝息风：香油芹菠菜

【原料】新鲜菠菜、芹菜各250克，香油30毫升，精盐、味精各适量。

【做法】将菠菜、芹菜去老叶及根，洗净切段，放沸水中烫2分钟，捞出，放小盆中加入香油、精盐及味精，拌匀即可食用。

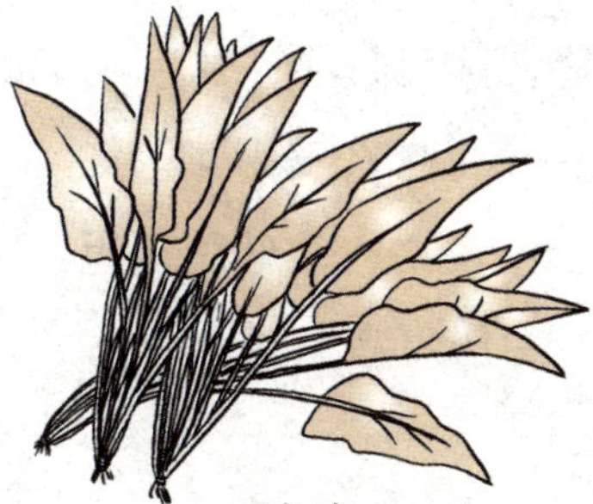
菠菜

【功效】滋阴清热，平肝息风。适宜于高血压病，症见头晕头痛、面赤口渴、心烦易怒、大便秘结等的辅助食疗。菠菜与芹菜要鲜嫩；不宜同时食鳝鱼。

解暑降压：银杏叶红枣汤

【原料】鲜银杏叶30克(干品为10克)，红枣10枚，绿豆60克，白糖适量。

【做法】将绿豆择去杂质，洗净；银杏叶洗净，切碎；红枣用温水浸泡片刻，洗净备用。将切碎的银杏树叶放入砂锅内，加水2碗，小火烧开20分钟，捞弃树叶，加入红枣、绿豆、适量白糖，继续煮1小时，至绿豆熟烂(如水不足可中间加水)即可。当点心食之，每日2次，每次1小碗。

【功效】养心气，补心血，降血压，解暑热。适用于防治高血压和冠心病。

降压降脂：柠檬香菇酒

【原料】干香菇75克（鲜品500克），蜂蜜250克，柠檬3个，白酒（60° 左右）1500毫升。

【做法】将香菇洗净，切片，晾干；柠檬切成两半，香菇、柠檬与蜂蜜一同放入酒坛中，加入白酒，密封浸泡1周后，取出柠檬，再密封浸泡1周，即可饮用。用干香菇制酒，浸泡2周；如为鲜品，浸泡10日即可。

【功效】健脾益胃，降血压，降血脂，增强人体免疫力。适合高血压患者饮用。

利水降压：夏枯草降压茶

【原料】夏枯草10克，车前草12克。

【做法】将夏枯草、车前草洗净，放入茶壶中，用沸水冲泡后代茶饮。每日1剂，不拘时饮服。

【功效】清热利水，降血压。适用于高血压、头晕目眩、头痛等症。本茶可作为高血压患者的日常饮料，但在饮用过程中要经常测量血压，以免血压相对过低而引起头昏。

肝硬化方

肝硬化是慢性弥漫性肝脏病变，可由多种疾病引起。由于种种原因，肝细胞破坏后，得不到修复，形成脂肪浸润和纤维组织增生，造成肝硬化。早期表现与慢性肝炎相似，此时若不注意治疗调养，可发展到肝脾肿大、腹水，甚或呕血、昏迷等。

肝硬化患者常有肝区不适、疼痛、全身虚弱、厌食、倦怠和体重减轻症状，也可以多年没有症状。肝硬化往往因并发症死亡，上消化道出血为肝硬化最常见的并发症，而肝性脑病是肝硬化最常见的死亡原因。因此，肝硬化的治疗和预防原则是：合理膳食，平衡营养，改善肝功能，抗肝纤维化治疗，积极预防并发症。

肝硬化患者可采用以下食疗方进行调理。

理气消食：陈皮柚汁饮

【原料】柚子1个，陈皮9克，红糖适量。

【做法】柚子去皮核绞汁，陈皮洗净，加红糖，与水同煎饮服。每日1剂。

【功效】补中缓肝，理气消食，活血化瘀。适合肝硬化脘闷痞满、食少口臭者。

舒肝止痛：李子蜜茶

【原料】鲜李子100克，蜂蜜25克，绿茶2克。

【做法】鲜李子剖开，加水1杯煮沸3分钟，加入绿茶、蜂蜜即可。每日1剂，分早、中、晚3次饮服。

【功效】舒肝止痛，健脾生津，消食利水。适用于肝硬化脘闷厌食、肝区隐痛、口渴乏力者。

排脓散肿：赤小豆炖鲤鱼

【原料】活鲤鱼1条，赤小豆500克。

【做法】将鲤鱼去杂，洗净，然后把鱼和赤小豆放入锅内，加水2～3升清炖，炖至鱼熟，豆烂。

【功效】利水消肿，排脓散肿，除湿散热，通气解毒。主治黄疸、肝硬化。

健脾利湿：粳米赤豆粥

【原料】赤小豆15克，薏苡仁、粳米各30克，白糖适量。

【做法】先将薏苡仁清洗干净，在水中浸泡片刻，把赤小豆、薏苡仁、粳米放入锅中，熬煮25分钟即可。

【功效】清热养颜，健脾利湿。适用于肝硬化、肝腹水等。

补虚降脂：粳米麦麸粥

【原料】粳米100克，小麦麸20克，精盐适量。

【做法】将粳米淘洗干净，放入锅中，加入约1000毫升水熬煮。麦麸在锅中炒香，研为细末。待粳米粥将成时倒入麦麸末，加入精盐搅匀即可。

【功效】健脾和胃，补虚降脂。适用于肝硬化、高脂血症。

糖尿病方

糖尿病又称消渴证，是一种由胰岛素相对分泌不足或胰岛血糖素不适当地分泌过多而引起的以糖代谢紊乱、血糖增高为主要特征的全身慢性代谢性疾病。此病早期无症状，随其发展可出现多尿、多饮、多食、疲乏、消瘦、尿液中血糖含量增高，或并发急性感染、肺结核、动脉粥样硬化、末梢神经炎、趾端坏死等。早期诊断依靠化验尿糖和空腹血糖及葡萄糖耐量试验。此病重者可发生动脉硬化、白内障、酮中毒症等。按病情可采用饮食控制、胰岛素等降血糖药治疗，避免精神紧张、加强体育锻炼等也有利于预防本病的发生、发展。

中医学认为，糖尿病是由于饮食不节、情志不调、恣性纵欲、热病火燥等原因造成的。本病多见于40岁以上喜欢吃甜食而肥胖的患者，以脑力劳动者居多。创伤、精神刺激、多次妊娠及某些药物(如肾上腺糖类皮质激素、女性避孕药等)是诱发或加重此病的因素。发病时伴有四肢酸痛、麻木感，视物模糊，肝大等症。

糖尿病患者可采用以下食疗方加以日常调理。

补中益气：素炒南瓜丝

【原料】嫩南瓜500克，植物油、精盐、酱油、豆瓣、泡海椒、葱白、水淀粉各适量。

【做法】将嫩南瓜洗净，切成约5厘米长的丝，放入精盐2克，拌匀；泡海椒和葱白切成同样长的丝；豆瓣剁细。植物油下锅，烧至七成热，放入豆瓣烧香，再放入南瓜丝和泡海椒、葱白丝炒匀，放入精盐、酱油、水淀粉，收浓起锅即可。

【功效】南瓜性温味甘，有补中益气、解毒杀虫、消炎止痛等功效。现代医学研究证实，南瓜中所含的成分可促进人体内胰岛素的分泌，改善糖尿病患者的症状。

以胰治胰：猪胰淡菜汤

【原料】猪胰1具，淡菜150克，料酒、精盐、胡椒粉、姜片、肉汤各适量。

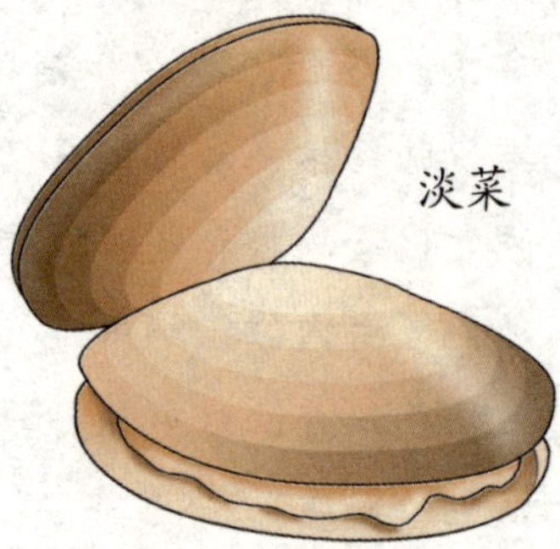

淡菜

【做法】将猪胰洗净，放入沸水锅中汆一下，捞出切片。将淡菜(干品)浸泡，洗净，然后放锅内加适量水煮，开锅后捞出洗净。再放入锅中，加入猪胰、料酒、精盐、胡椒粉、姜片、肉汤烧煮至肉熟烂，盛入汤盆即成。

【功效】猪胰能益肺补脾、润燥。用治肺损、咳嗽、咯血、肺胀喘急、脾虚下痢、乳汁不通、消渴等症。淡菜能补肝肾，益精血，消瘿瘤。用猪胰配淡菜可用于肝肾不足、肺脾两虚所致高血压、虚痨、阳痿、咳喘、糖尿病等症患者。

清热生津：菠菜根粥

【原料】鲜菠菜根250克，鸡内金10克，粳米100克。

【做法】菠菜根洗净，在沸水中焯2分钟后捞出切碎，和鸡内金共同以水煎煮半小时后，加入淘洗过的粳米，煮烂成粥。适量食用，每日1次。

【功效】益气和血，清热生津，润燥通肠。适用于血虚津亏、胃肠有热，症见口干消渴、烦躁、便秘之糖尿病。

养阴生津：软炸兔肉

【原料】兔肉300克，山药20克，味精、精盐、料酒、酱油、猪油、鸡蛋、淀粉各适量。

【做法】将山药切片烘干，研成细末，备用。兔肉洗净，切成2厘米见方的块，放入碗内，加入料酒、酱油、味精、精盐腌制；鸡蛋去黄留清，入碗内搅匀，加入山药粉、湿淀粉调成蛋糊，倒入腌好的兔肉，搅拌均匀；炒锅置于火上，放入猪油烧至八成热，将兔肉块逐个放入油锅内略炸捞出，待第一次全部炸完后，再一起同时下锅，反复翻炸，待兔肉呈金黄色浮起时，捞出装盘即成。

【功效】补中益气，养阴生津。适用于烦渴喜饮、形体消瘦、倦怠乏力等，对糖尿病患者有辅助缓解作用。

生津止渴：玉竹粥

【原料】玉竹20克，粳米100克，甜叶菊糖（不含糖）适量。

【做法】玉竹洗净切片，加水煮汁去渣。粳米淘洗干净，加玉竹汁及适量清水煮粥，将熟入糖，稍煮待溶即成。每日1次，连服5～6周。

【功效】滋阴润肺，生津止渴。对糖尿病有辅助治疗效果。

益气生津：茅根茶

【原料】西洋参5克，茅根20克。

【做法】将西洋参切成薄片，与茅根一起置于砂锅中，加水适量，煎沸20分钟，滤渣取汁。代茶温饮，每日1剂，药渣可再煎。

【功效】清胃凉血，益气生津。适用于糖尿病，症见气短懒言、神疲乏力、口干口渴、舌淡红苔少。

散风除湿：当归五加皮酒

【原料】当归、五加皮、怀牛膝各50克，白酒500毫升。

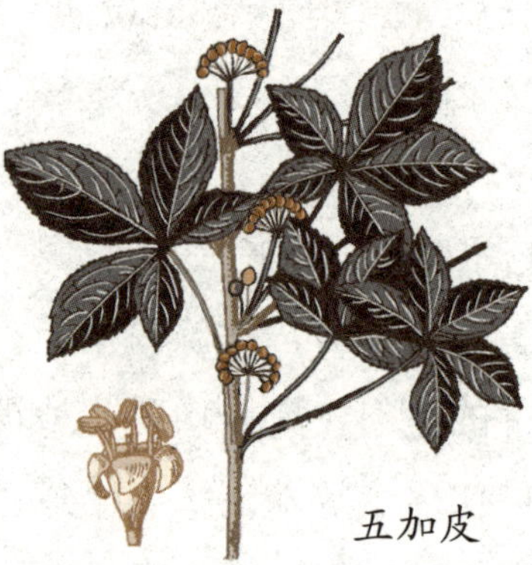

五加皮

【做法】将五加皮洗净，刮去骨，与快速洗净后的当归、怀牛膝一起晾干备用。把酒放入酒罐中，加入以上中药，盖好盖，每日摇动1次，浸泡30日即可。每日2次，每次饮服10～20毫升。

【功效】散风除湿。适用于糖尿病并发风湿、脉痹者，症见口干舌燥、四肢关节酸痛、面浮肢肿等。

活血益气：香菇烧豆腐

【原料】嫩豆腐250克，香菇100克，精盐、酱油、味精、香油各适量。

【做法】豆腐洗净切成小块。在砂锅内放入豆腐、香菇、精盐和清水。中火煮沸改小火炖15分钟，加入酱油、味精，淋上香油即可食用。

【功效】清热益胃，活血益气。豆腐味甘性凉，益气和中，生津润燥，清热解毒；香菇有益气活血、理气化瘀之功。此方对烦热、消谷善饥兼见瘀血型糖尿病患者尤为适宜。

健忘方

健忘是指记忆力差、遇事易忘的症状。多因心脾亏损、年老精气不足或瘀痰阻痹等所致。常见于神劳、脑萎缩、头部内伤、中毒等脑系为主的疾病之中。简单讲健忘症就是大脑的思考能力（检索能力）暂时出现了障碍。因此症状随着时间的发展会自然消失。而有时看起来与这种症状很相似的痴呆则是整个记忆力出现严重损伤所致。它们是两种截然不同的疾病。

健忘症的发病原因是多样的，其最主要的原因是年龄，最近健忘症发病率有低龄化趋势，但相对年轻人而言，40岁以上的中老年更容易患健忘症。人的最佳记忆力出现在20岁前后，然后脑的功能开始渐渐衰退，25岁前后记忆力开始正式下降，年龄越大记忆力越低，因此20多岁和30多岁的人被健忘症困扰也不是奇怪的事。此外，健忘症的发生还有其外部原因，持续的压力和紧张会使脑细胞产生疲劳，而使健忘症恶化。过度吸烟、饮酒、缺乏维生素等可以引起暂时性记忆力恶化。

容易健忘者不妨试试以下的食疗方。

健脑益智：松子仁鸡心

【原料】鸡心100克，松子仁30克，植物油500毫升，葱末、生姜末、蒜片、胡椒粉、精盐、白糖、味精、料酒、湿淀粉、香油各适量。

【做法】将松子仁放锅内用小火炒熟，搓去内衣。鸡心洗净，用刀切开，在上面划上十字花刀。用小碗加精盐、白糖、味精、胡椒粉、香油、清汤、湿淀粉兑成汁水。锅内加入植物油，烧至六七成热时，将鸡心入油中炸至鸡心块卷曲时，捞出控净油。锅内留少许底油，烧热后，加入蒜片、葱姜末煸出香味，下入鸡心略炒，烹入料酒，加松子仁，倒入汁水，翻匀芡汁，盛出即可。佐膳食用，每周1～2次。

【功效】补心镇惊，健脑益智。适用于心悸失眠、记忆力减退者。

增强记忆：桂圆碧螺春茶

【原料】桂圆肉6克，碧螺春茶3克。

【做法】煎水代茶饮，每日1剂。

【功效】养心安神，健脑，振奋精神，增强记忆。此方治疗失眠健忘、头晕乏力，亦是增强记忆力的保健茶。

养血除烦：杞枣煲鸡蛋

【原料】枸杞子15～30克，南枣6～8个，鸡蛋2个。

【做法】先将鸡蛋煮熟去壳，然后与枸杞子、南枣同煮。吃蛋饮汤，每日或隔日1次，一般3次即可见效。

【功效】补肝肾，健脾胃，滋阴润燥，养血除烦。适用于遗精、早泄、头晕眼花、精神恍惚、心悸、健忘、失眠等症。

健脑益智：枸杞子炖猪脑

【原料】猪脑500克，山药(干品)20克，枸杞子15克，桂圆10

克， 姜、料酒各适量。

【做法】猪脑放在清水内稍浸，待猪脑之红筋浮起时，将红筋剥净，捞出去水分，放入炖盅内，加入各料，注入大半盅冷开水，盖上盖，隔水炖约3小时，调味即成。

【功效】补脾益寿，健脑益智。适用于脾肾两虚之健忘者。

养血安神：柏子仁酒

【原料】柏子仁200克，白酒1000毫升。

【做法】柏子仁研碎，装入纱布袋中，扎紧口，入酒浸泡，7日后取用，每日2次，每次10～20毫升。

【功效】养血安神，益气健脾。适用于心脾两亏所致的惊悸、失眠、健忘等症。

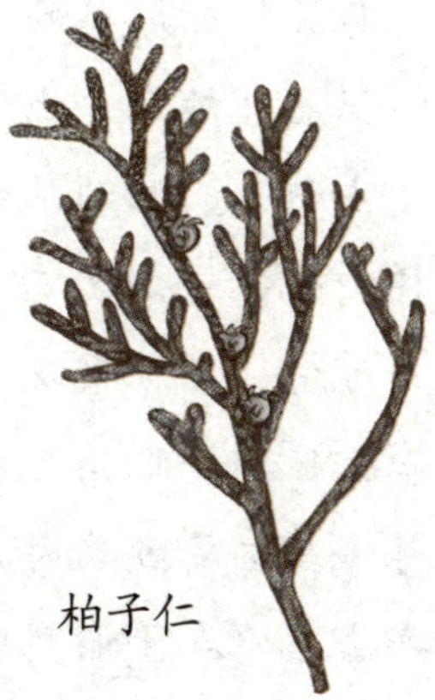

柏子仁

健脾安神：参苓当归茶

【原料】党参、茯苓各15克，当归5克。

【做法】将诸药置于砂锅中，加水适量，煎沸20分钟，滤渣取汁。代茶温饮，每日1剂，药渣可再煎服用。

【功效】补气养血，健脾安神。适用于气血虚弱所致的记忆力减退、气短懒言、饮食减少等症。

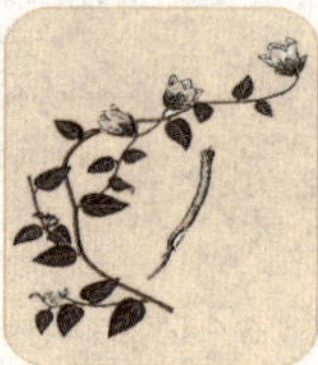

动脉粥样硬化方

动脉粥样硬化即动脉血管壁增厚，失去弹性而变僵硬，胆固醇与其他脂肪类物质沉积在动脉管壁上，使动脉管腔变得狭小，组织器官缺血，血管壁变硬，发脆易破裂出血。较易发生的部位是主动脉、脑动脉和心脏的冠状动脉。中年以后最易发生动脉粥样硬化，早期病理变化是胆固醇和脂质沉积于动脉内膜中层，并可由主动脉累及心脏的冠状动脉及脑动脉、肾动脉，从而引起管腔狭窄、血栓形成甚至闭塞，导致有关器官的血液供应发生障碍。其主要致病因素是脂肪代谢紊乱和神经血管功能失调。治疗方法主要在于调整脂肪代谢和神经血管功能。适当的体力活动、少吃动物性脂肪和不吸烟为重要防治措施。此外，该病还有动脉中层硬化和小动脉硬化等形式。

动脉粥样硬化患者可采用以下食疗方。

降低血脂：金橘蜜饯

【原料】金橘500克，白糖适量。

【做法】金橘洗净，然后放到盐水里浸泡10分钟；再次清洗金橘，去蒂，沥干水分；将金橘对半切开，用牙签将籽挑出；锅内放一大碗清水，煮沸，将白糖放入，糖化开后放入处理好的金橘，大火烧开，转小火

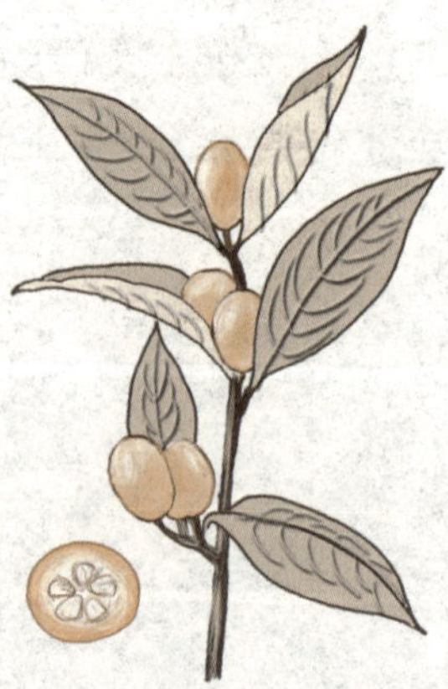

金橘

慢慢熬，直至汤汁浓稠即可。待凉，装入瓶内密封保存。

【功效】降低血脂。金橘不仅美观，其果实含有丰富的维生素C、金橘苷等成分，对维护心血管功能，防止血管硬化、高血压等疾病有一定的作用。

和血通脉：银耳山楂羹

【原料】银耳20克，山楂糕或山楂片40克，白糖或冰糖适量。

【做法】银耳浸泡发透洗净，山楂糕切成小方块。将银耳同浸液倒入小砂锅内，用小火慢炖1小时，再加山楂糕和白糖，炖半小时，至银耳炖烂、汁糊成羹时离火。每日1次或2次，每次1小碗，当点心吃。或临睡前吃，2日吃完。

【功效】益气养肺，和血通脉。山楂营养丰富,可以防治心血管疾病，有强心的作用；可以开胃消食，有活血化瘀的作用。老年人常吃山楂制品能增强食欲，改善睡眠，保持骨和血中的钙的恒定，预防动脉粥样硬化。

行滞通脉：陈皮醋煮花生

【原料】连壳花生1000克，陈皮50克，米醋150毫升，精盐、茴香各适量。

【做法】连壳花生洗净，滤干。将陈皮、花生倒入大砂锅内，加水适量。用中火烧开15分钟后，加米醋、精盐各1匙，茴香4粒，再改用小火慢煮约1小时，至水快烧干、花生肉已酥烂时离火。如汁水快干，而花生未烂，可加水再烧，直至煮烂，弃陈皮渣。连壳花生必须经过几次烘、晒，至花生干透，始可储存。作零食吃，每日2～3次，每次20～30颗。

【功效】行滞通脉，悦脾和胃，理气化痰，利尿止血。对动脉硬化性毛细血管出血、血小板减少或无病因出血、高血压病、慢性肾炎、喘咳、营养不良性水肿等，都有辅助治疗作用。

化痰利水：豆腐紫菜兔肉汤

【原料】豆腐200克，兔肉60克，紫菜(干)15克，大葱5克，精盐3克，味精1克，芡粉、黄酒各适量。

【做法】将兔肉洗净，切薄片，加精盐、黄酒、芡粉拌匀；紫菜撕成小片，洗净；豆腐切厚片；锅内加适量清水，先下豆腐，大火煮沸后，再下兔肉煮5分钟，然后下紫菜、葱花，稍煮，加味精调味即可。

【功效】补中益气，化痰利水。适用于高血压病、肥胖症、动脉粥样硬化属脾虚者，症见形体肥胖、体倦痰多、眩晕、心悸等。阴虚阳亢的高血压病不宜饮用本汤。

软化血管：海带牡蛎汤

【原料】鲜牡蛎250克，泡发海带50克，黄酒、生姜片、食用油、鲜汤、精盐、味精各适量。

【做法】将牡蛎洗净，放热水中浸泡至涨发，去杂洗净后放深盘中。浸泡牡蛎的水澄清，滤至深盘中，和牡蛎一起隔水蒸1小时取出。炒锅上大火，放食用油烧热，放入生姜片爆香，加入鲜汤、精盐、味精、黄酒，倒入牡蛎和蒸汁及洗净的海带(切丝)煮熟，下味精调味即成。

【功效】化痰降脂，软化血管。适用于痰瘀交阻型动脉粥样硬化。对痰浊偏盛、伴有血脂增高的动脉粥样硬化者尤为适宜。

降脂降压：蒸三菇

【原料】水发口蘑、水发平菇、水发草菇各100克，香菜5克，料酒、豆油各15毫升，味精、精盐、白糖、高汤各适量。

【做法】将口蘑去杂，洗净，下入沸水锅内焯一下捞出，放入冷水中浸泡；平菇、草菇均去杂，洗净。香菜洗净，剁两刀。将平菇、口蘑、草菇同放入炖盅内，加入高汤、精盐、白糖、料酒、味精、豆油，盖上盅盖，上笼蒸半小时，取出，撒上香菜即成。

【功效】降压降脂，防治血管硬化，是治疗动脉硬化、高脂血症、高血压等症的最佳食品。若长期食用，效果非常显著。

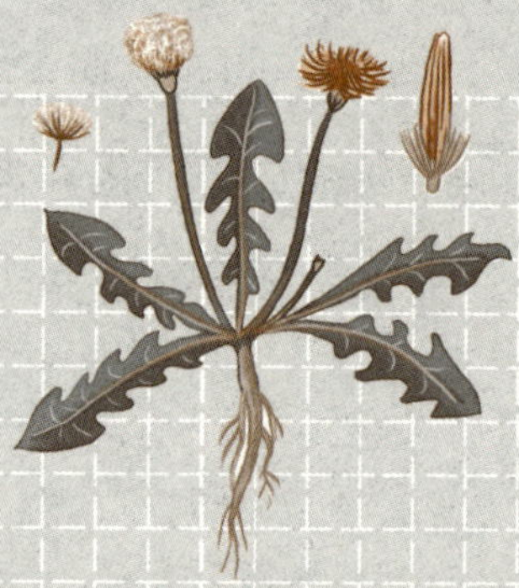

MIAOYONG SHIWU ZHIBAIBING

第 10 章

职业疾患，祛除病患工作健康两不误

随着生活压力的加大，社会竞争的加剧，人们身上的担子越来越重，为了能在社会中站稳脚跟，为了让生活越来越好，不得不超负荷地工作。久而久之，身体就出现各种不适；长时间使用电脑，缺少活动，就会出现肩周炎、颈椎病等各种病症；再加上饮食不正常，身体就越来越差。本章介绍一些既能预防职业病，又能增强体质的食疗方。

疲劳方

疲劳是一种十分常见的生理现象，是指持久或过度劳累所造成的身体不适或工作效率的减退。生活节奏快、生活不规律、工作学习压力大、长期抑郁、追逐名利、缺乏自我保健知识等，使人出现原因不明或显著的全身倦怠，以长期、慢性、反复发作为主要特征，常伴有头痛、头晕、心悸气短、少气懒言、失眠多梦、注意力不集中、关节肌肉疼痛无力等症状。经常感到疲劳的人可常食以下食疗方。

益气养阴：洋参牛乳粥

【原料】西洋参2克，牛乳150毫升，大米50克，冰糖适量。

【做法】将西洋参研为细末备用，先取大米加清水适量煮沸后，下洋参、牛乳，煮至粥熟，冰糖调味服食。

【功效】益气养阴，生津止渴，静心凝神，消除疲劳，增强记忆力。适用于失眠、烦躁、记忆力衰退及老年痴呆等症。

益气健脾：红枣莲子粥

【原料】红枣20枚，莲子15克，大米100克。

【做法】将红枣、莲子、大米洗净后加入适量清水，大火煮沸，再改用小火熬煮成粥食用。

【功效】益气健脾，补虚健身。适用于脾胃虚弱、食欲不振、消化不良、体倦乏力、大便溏泄等症。

补气益脾：人参莲肉汤

【原料】白人参10克，莲子10枚，冰糖30克。

【做法】将白人参、莲子（去心）放在碗内，加净水适量泡发，再加入冰糖，然后将碗置于蒸锅内，隔水蒸炖1小时。人参可连续使用3次，次日再加莲子、冰糖和水适量，如前法蒸炖和服用，到第3次时，可连同人参一起吃下。

【功效】补气益脾。适用于心跳气促、头晕乏力、自汗、动则悸发、静则悸缓、舌苔薄白、舌质淡红、脉细弱等症。

补血和血：归芍酒

【原料】当归、白芍药各60克，白酒1500毫升。

【做法】将当归、白芍加工成粗末，装入纱布袋中，扎紧口。将白酒倒入瓷坛中，放入药袋，加盖密封，置阴凉干燥处。每日摇动1次，7日即可饮用。每日1次，每日温饮20～30毫升。

【功效】补血和血。适用于疲倦乏力、面白无华、头晕眼花等血虚者。

失眠方

失眠表现为入睡困难，时寐时醒或醒后不能再睡，严重者可通宵难眠，常伴有精神不振、头晕、健忘、多梦、食欲不佳等症。很多因素都可以造成失眠，如精神因素诱发的、机体疾病引起的。年龄、文化、生活习惯、工作环境等都与失眠有着密切的关系。此外，药物也可引起失眠。经常失眠者不妨试用一下以下的食疗方。

滋阴补肾：桑葚汤

【原料】桑葚、枸杞子各30克，山药50克，冰糖适量。

【做法】前3味加500毫升水煎煮20～30分钟，加适量冰糖即可饮用。

【功效】滋阴补肾，明目益智。主治肝肾不足和血虚精亏的头晕目眩、腰酸耳鸣、须发早白、失眠多梦、津伤口渴、消渴、肠燥便秘等症。

健脾养心：大枣茯苓粥

【原料】大枣5枚，小米50克，茯苓10克。

【做法】先将茯苓用水煮透，滤取汁液。用茯苓汁液再煮小米和大枣为粥。每日分2次服用。

【功效】健脾养心，安神益智。用治心脾两虚、惊悸怔忡、失眠健忘、精神不集中等症。

清热安神：百麦安神茶

【原料】小麦、百合各25克，莲子肉、首乌藤各15克，大枣2枚，甘草6克。

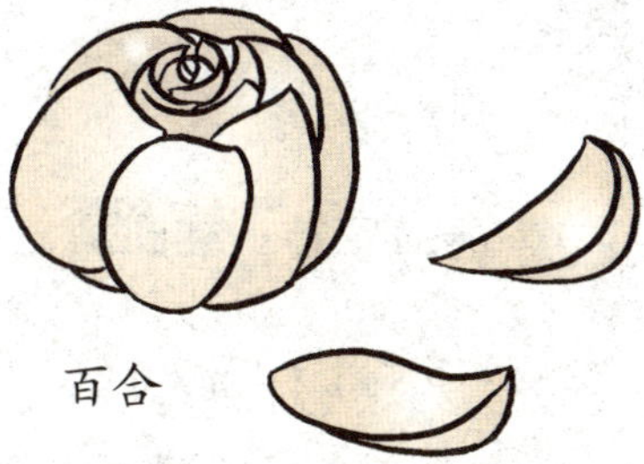
百合

【做法】把上述药材分别洗净，用冷水浸泡半小时，倒入净锅内，加水至750毫升，用大火烧开后，小火煮30分钟。滤汁，存入暖瓶内。连炖2次，放在一块，随时皆可饮用。

【功效】此饮有益气养阴、清热安神之功效。可治神志不宁、心烦易躁、失眠多梦、心悸气短、多汗等症。

养心安神：柏子仁炖猪心

【原料】柏子仁15克，猪心1具，精盐、料酒、酱油、葱片各适量。

【做法】把猪心洗干净，切成厚片，同柏子仁放入有适量清水的锅中，加放料酒、精盐，在小火上炖至猪心软烂后，加入酱油、葱花即成。佐餐食用。

【功效】此汤菜有养心安神、润肠通便之功效。可治心血不足所致的心悸不宁、失眠多梦等症。

补心安神：玫瑰花烤羊心

【原料】鲜玫瑰花、羊心各50克，精盐适量。

【做法】将鲜玫瑰花放入小锅中，加精盐、水煎煮10分钟，待冷备用。将羊心洗净，切成块状，串在烤签上边烤边蘸玫瑰盐水，反复在明火上炙烤，烤熟即成。宜热食，可边烤边食。

【功效】补心安神。适用于心血亏虚所致惊悸失眠及郁闷不乐等症。

养血定神：桂圆酒

【原料】桂圆肉100克，60° 白酒400毫升。

【做法】将桂圆肉放在细口瓶内，加入白酒，密封瓶口，每日振摇1次，半月后可饮用。每日2次，每次10～20毫升。

【功效】补益心脾，养血定神。用治虚劳衰弱、失眠、健忘、惊悸等症。

清心除烦：莲心茶

【原料】莲子心、竹叶各15克，桂圆肉3枚。

【做法】将竹叶置砂锅中，加水适量，煎沸20分钟，滤渣取汁，取热药汁泡莲子心、桂圆肉。代茶温饮，每日1～2剂。

【功效】清心除烦，补血养心。适用于心火内盛，症见失眠多梦、心烦、口渴、小便短赤。

颈椎病方

颈椎病又称颈椎综合征，是指颈椎及其周围软组织，如颈间盘、后纵韧带、黄韧带、脊髓鞘膜等发生病理改变而导致颈神经根、颈部脊髓、椎动脉及交感神经受到压迫或刺激而引起的综合征。该病好发于40岁以上成年人，发病人群不分男女，是临床常见的多发病。颈椎病多因身体虚弱、肾虚精亏、气血不足、濡养欠乏，或气滞、痰浊、瘀血等病理产物积累，致经络瘀滞、风寒湿邪外袭，痹阻于太阳经脉，经隧不通、筋骨不利而发病。

颈椎病患者可以用以下的食疗方加以调理。

散瘀止痛：红花韭菜鳝糊

【原料】红花2克，韭菜、鳝鱼各250克，料酒、精盐、味精、姜末、葱白末、水淀粉、植物油、鲜汤各适量。

【做法】将韭菜拣洗干净，切成细末，入油锅翻炒至七成熟，盛出备用。将鳝鱼入锅，加清水适量，煎煮片刻，捞出鳝鱼，剖腹后取出长条血凝丝切末；鳝鱼剔骨取肉，撕成丝状，与血块末一起，加红花、姜末、葱白末、料酒浸制30分钟。起油锅，放入鳝鱼肉、鳝血、红花，翻炒片刻后加鲜汤适量，煮沸后倒入韭菜末，加精盐、味精，再沸后调入水淀粉勾芡即成。佐餐当菜，随量食用。

【功效】祛风除湿，散瘀止痛。适用于痹证型、气滞血瘀型颈椎病。

活血散瘀：三七煨蹄筋

【原料】生三七20克，威灵仙15克，水发蹄筋100克，竹笋50克，火腿肠1根，料酒、姜片、葱段、精盐、味精、水淀粉、胡椒粉各适量。

【做法】将生三七、威灵仙洗净，用布袋包裹；水发蹄筋洗净，切段，竹笋切丝，火腿肠切片。将生三七、威灵仙、蹄筋一同入锅，加清水适量，大火烧开后改用小火煨煮30分钟，捞出布袋，加姜片、料酒、葱段、精盐，烧开后加入笋丝、火腿肠片，煮两沸后，调入味精、水淀粉，勾芡后撒上胡椒粉即可。佐餐当菜，随量食用。

【功效】祛风化湿，活血散瘀。适用于气滞血瘀型颈椎病。

祛风通络：天麻炖鱼头

【原料】天麻10克，鲜鳙鱼头1个，生姜3片，精盐少许。

【做法】天麻、鳙鱼头、生姜放炖盅内，加清水适量，隔水炖熟，加精盐调味即可。

【功效】补益肝肾，祛风通络。适用于颈动脉型颈椎病。

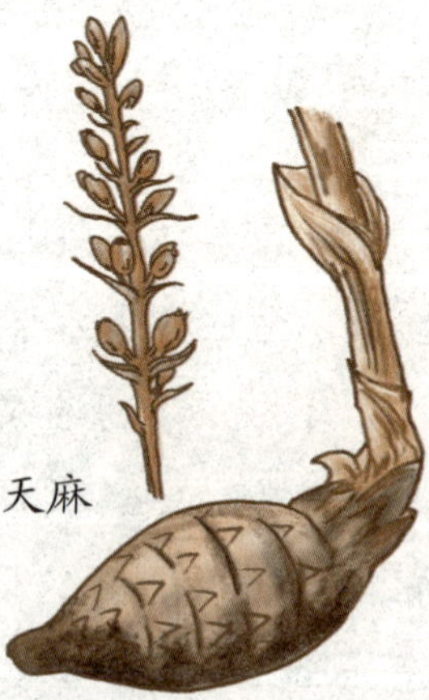
天麻

舒筋活络：葛根煲猪脊骨

【原料】葛根30克，猪脊骨500克。

【做法】葛根去皮切片，猪脊骨切段，共放锅内加清水适量煲汤。饮汤食肉，常用有效。

【功效】益气养阴，舒筋活络。适用于神经根型颈椎病。

活血化瘀：山丹桃仁粥

【原料】粳米50克，山楂30克，丹参15克，桃仁（去皮）6克。

【做法】原料洗净，将丹参煎熬去渣取汁，再放入山楂、桃仁及粳米，加水适量，大火煮沸，小火熬成粥。早、晚2次分食。

【功效】活血化瘀，通络止痛。适用于肝肾亏虚型颈椎病。

眼疲劳方

眼疲劳是一种眼科常见病，它所引起的眼干、眼涩、眼酸胀、视物模糊甚至视力下降直接影响着人的工作与生活。眼疲劳主要是由于人们平时全神贯注看电脑屏幕时，眼睛眨眼次数减少，造成眼泪分泌相应减少，同时闪烁荧屏强烈刺激眼睛而引起的。它会导致人的颈、肩等相应部位出现疼痛，还会引发和加重各种眼病。眼睛经常疲劳者不妨试用一下以下食疗方。

补肝明目：枸杞桑葚粥

【原料】枸杞子、桑葚、山药各5克，红枣5枚，粳米100克。

【做法】将上述原料熬成粥食用。

【功效】枸杞子、桑葚能补肝肾，山药、红枣健脾胃。视力疲劳者如能每日早晚两餐，较长时间食用，既能消除眼疲劳症状，又能增强体质。

祛眼疲劳：黑豆牛奶饮

【原料】黑豆、核桃仁各500克，牛奶1包，蜂蜜1匙。

【做法】将黑豆炒熟后待冷，磨成粉。核桃仁炒微焦去衣，待冷后捣如泥。取以上两种食品各1匙，冲入煮沸过的牛奶1杯后加入蜂蜜1匙，每天早晨或早餐后服用，或与早点共进食。

【功效】黑豆含有丰富的蛋白质与维生素B_1等，营养价值高，又因黑色食物入肾，配合核桃仁，可增加补肾力量，再加上牛奶和蜂蜜，这些食物含有较多的维生素B_1、钙、磷等，能增强眼内肌力，加强调节功能，改善眼疲劳的症状。

祛风明目：黄连黄柏茶

【原料】黄连(酒炒)、天花粉、菊花、川芎、薄荷叶、连翘各30克，黄柏(酒炒)180克，茶叶360克。

【做法】上药共制粗末，和匀（最好用滤泡纸袋包装，每袋6克）即可。每日3次，每次取末6克，以沸水泡闷10分钟，饮服。

【功效】清热泻火，祛风明目。适用于两眼赤痛、目眵多燥、紧涩羞明、赤眩贯睛等症。

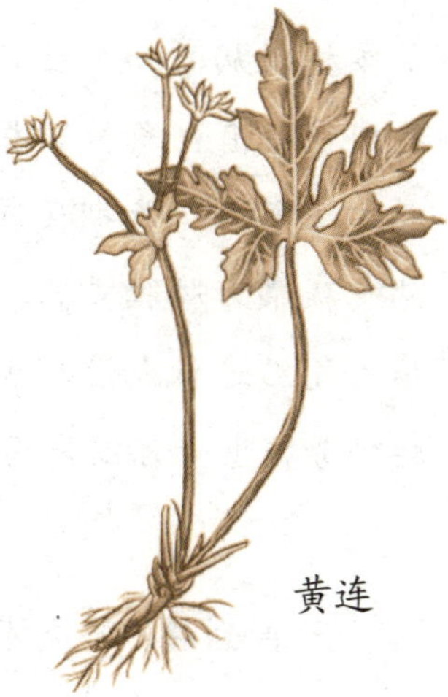

黄连

养肝明目：二至黄精酒

【原料】黄精150克，女贞子、墨旱莲各200克，白酒1500毫升。

【做法】将诸药共浸入白酒中，密封储存，每日摇晃1次，15日后去渣即成。每日2次，每次空腹饮服20毫升。

【功效】补肾益精，养肝明目。适用于视物模糊、腰膝酸软等。

【附注】忌食香菜、葱、蒜等。

腰肌劳损方

腰肌劳损是指腰部一侧或两侧或正中等处发生疼痛之症，既是多种疾病的一个症状，又可作为一种独立的疾病。腰肌劳损的病因一般有：急性腰扭伤后及长期反复的劳损；治疗不及时、处理方法不当；长期反复的过度腰部运动及过度负荷，如长坐、久站或从事弯腰抬重物、放重物工作，久而久之可导致慢性腰肌劳损；气温过低或湿度太大都可促发或加重慢性腰肌劳损；等等。腰肌劳损患者可以采用以下食疗方进行调理。

补肾强腰：羊肉米粥

【原料】羊腿肉250克，粳米200克。

【做法】羊腿肉洗净，切成小块，开水浸泡，去浮沫，置锅中；加粳米及清水500毫升，大火煮开3分钟，小火煮30分钟，成粥，趁热食用。

【功效】补肾阳，通筋脉，壮腰脊。主治肾阳虚型腰肌劳损、腰痛久不愈、经常复发、遇冷尤剧、四肢不温者。

强筋止痛：麻雀桂圆汤

【原料】麻雀4只，桂圆肉20克，黄酒、生姜、葱、精盐各适量。

【做法】麻雀活杀，去头、爪、皮毛及内脏，洗净，置锅中，加桂圆肉、清水200毫升，大火煮开，去浮沫，加黄酒、生姜、葱、精盐等小火煎煮20分钟，即可食用。

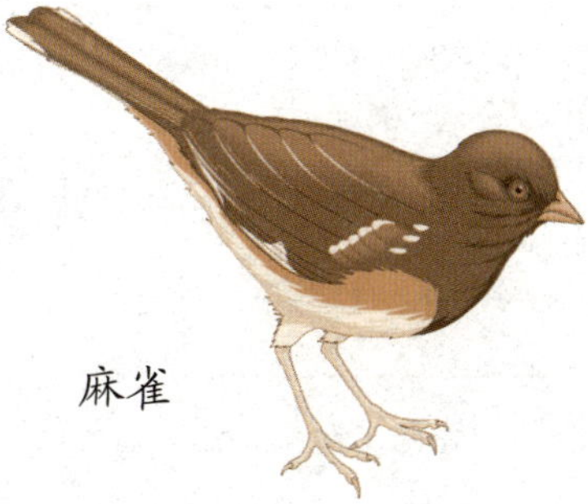

麻雀

【功效】壮阳温肾，强筋止痛。适用于肾阳虚型腰肌劳损、腰痛经久不愈、下肢冷痛、四肢不温、周身乏力者。

温暖腰膝：韭菜子桃仁汤

【原料】炒韭菜子6克，胡桃仁5枚，黄酒少许。

【做法】将炒韭菜子、胡桃仁共置锅中，加清水200毫升，大火煮开3分钟，小火煮10分钟，加入少许黄酒，分次食用。

【功效】壮阳益肾，温暖腰膝。主治肾阳虚型腰痛、怕冷、遇寒尤剧者。

肩周炎方

肩周炎是肩关节周围炎的简称。其发病年龄多在50岁左右，又有“五十肩”之称，也称“漏肩风”。它是以肩部酸痛和运动功能障碍为主要特征的常见病。其发生多见于肩部有扭伤、挫伤史及慢性肩部损伤者，或因肩部常受风寒者。患者肩关节僵硬，活动困难，好像冻结在一起一样，因此又叫作“肩凝”“冻结肩”。肩周炎患者可以采用以下食疗方进行调理。

通经活络：桑枝母鸡汤

【原料】老桑树枝60克，老母鸡1只，精盐适量。

【做法】将老母鸡去毛洗净后，剔除内脏，焯水后备用；老桑树枝洗净后，切成小段备用。在锅内倒入适量的清水，放入老桑树枝和老母鸡，调至中火，待水煮开后，再调至小火。待鸡肉烂熟、汤汁变浓后，加入适量的精盐调味，即可出锅。吃肉喝汤。

【功效】通经活络，补气祛湿。适合肩周炎患者食用。

温经止痛：当归羊肉汤

【原料】黄芪25克，当归20克，羊肉250克，生姜30克，天麻10克，胡椒粉、精盐各适量。

【做法】将羊肉洗净切片，黄芪、当归、生姜、天麻切碎，一起放入砂锅内，加清水适量煲汤，汤成加精盐、胡椒粉调味即可。每日1次，佐餐食用。

【功效】温经止痛，祛风散寒。适用于肩周炎。

祛风散寒：薏米粳米粥

【原料】薏米、粳米各50克，黄芪30克，桂枝15克，红枣、姜黄各10克，冰糖适量。

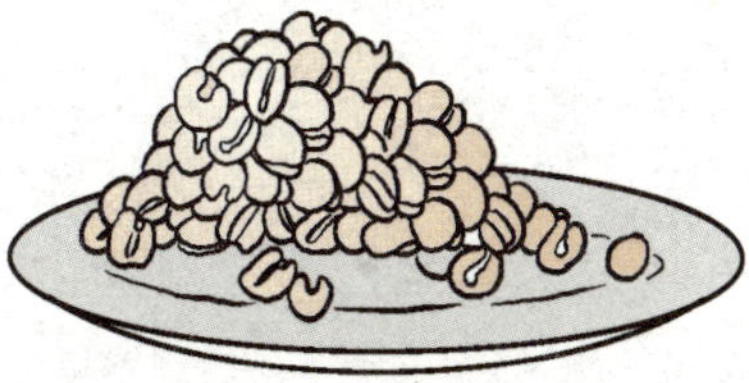

薏米

【做法】先将黄芪、姜黄、桂枝放入砂锅，加清水适量，煎熬2次，去渣取汁；再将粳米淘洗后入锅，加入薏米、红枣、药汁一起煮粥，粥成后加冰糖适量调味即可。每日1次，可作早餐或晚餐食用。

【功效】温经止痛，祛风散寒。适用于肩周炎。

祛湿通络：独活桑枝酒

【原料】桑枝、独活、五加皮各20克，白酒250毫升。

【做法】将上述3味药切片，浸入白酒内，密封7日后即成。取药酒适量，涂擦患处，每日2~3次。

【功效】温中散寒，祛湿通络。适用于肩周炎、风湿痛、冻疮等。

【附注】皮肤破损的部位不宜使用。

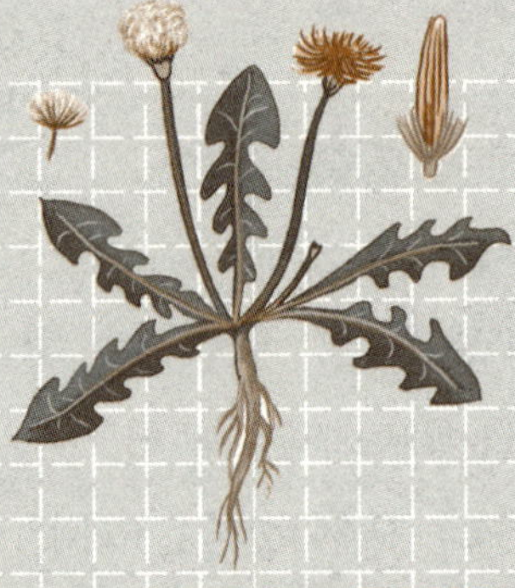

MIAOYONG SHIWU ZHIBAIBING

第 11 章

常见病方

“千里之堤，毁于蚁穴。”一个小小的蚂蚁洞，可以使千里长堤毁于一旦，是说小事不慎将酿成大祸。其实人的健康也是一样的，疾病不是洪水猛兽，当身体发出不适的信号时，不应该躲避它，而应静下心来，听听身体的语言，找到不适的原因。找到适合自己的调养之道，对于每个人都是具有重要意义的。根据不同的疾病，选择具有针对性的食疗，让身体更健康。

感冒方

感冒俗称“伤风”，四季均可发病。多因气候冷暖失常，风邪病毒侵袭人体所致。引起头痛、发热、鼻塞、流涕、喷嚏、恶寒、四肢酸痛、无汗、咽痒不适、痰稠、咳嗽、口渴、咽痛等症状。流行性感冒与感冒相似，但全身症状较重，具有很强的传染性和流行性，是由流感病毒引起的急性呼吸道传染病，是感冒的一种。

本病好发于冬、春季节，常可造成人群流行。由于流感病毒有多种类型，因此，患一种类型的流感后，仍可以再患其他类型的流感。通常分为风寒感冒和风热感冒。

感冒患者可对症选用以下食疗方。

风热感冒：薄荷粥

【原料】鲜薄荷叶30克，粳米50克。

【做法】将鲜薄荷叶洗净，入锅内加适量水煮，去渣取汁待用；再将粳米淘净，加适量水煮至米熟，再加入薄荷叶汁，煮3分钟即可食用。

【功效】疏散风热。治风热感冒，症见发热恶风、头目不清、咽痛目赤、痘疹初期、隐隐不透等。

流行感冒：葱白大蒜饮

【原料】葱白500克，大蒜250克。

【做法】葱白洗净，大蒜去皮，切碎，加水2000毫升煎汤。每日服3次，每次1茶杯。

【功效】解毒杀菌，透表通阳。可预防流行性感冒。

咽喉肿痛：五汁饮

【原料】雪梨、甘蔗、荸荠、藕、新鲜芦根各100克。

【做法】将上5味榨汁混合，每日饮用，10日为1个疗程。

【功效】滋阴降火，清理咽喉。适用于感冒导致的扁桃体炎、咽喉肿痛，症见喉干不适、微痛、哽哽不利、口干不喜多饮。

伤风感冒：葱姜豆豉饮

【原料】葱白5根，姜1片，淡豆豉20克。

【做法】用砂锅加水1碗煎煮。趁热顿服，然后卧床盖被发汗，注意避风寒。

【功效】解热透表，解毒通阳。用于治疗感冒初起，症见鼻塞、头痛、胃寒、无汗等。

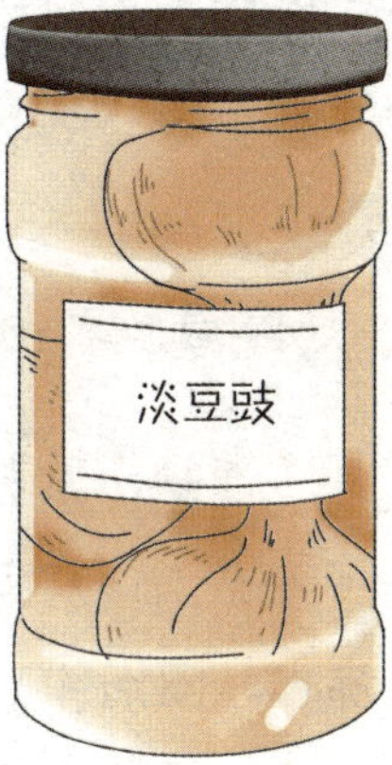

感冒头痛：白萝卜汁

【原料】大白萝卜1个。

【做法】将大白萝卜洗净，捣烂取汁。滴入鼻内，治各种头痛；饮用，治中风。

【功效】清热生津，凉血止血。用治感冒头痛、发热头痛、中暑头痛及中风头痛等。

风寒感冒：防风粥

【原料】防风15克，葱白2根，粳米100克。

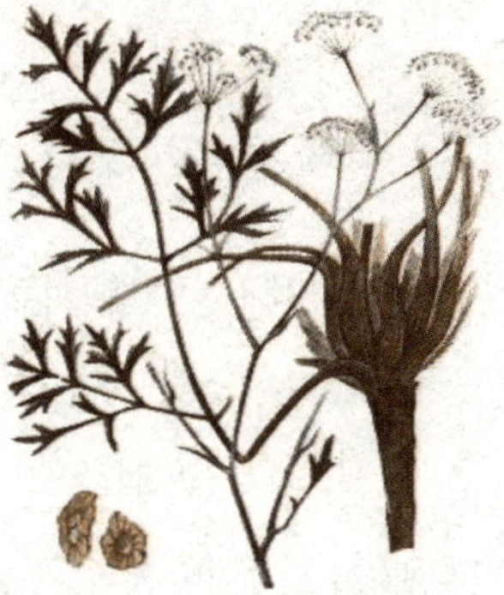

防风

【做法】防风洗净入锅，熬煮数分钟，将药液过滤后备用；把粳米淘洗干净后入锅，加入适量清水，熬煮成稀粥；在粥内加入防风药液，放入洗净切碎的葱白，小火稍煮后即可调味食用。

【功效】清热祛风，散寒止痛。适用于风寒感冒引起的畏寒发热、骨节酸痛、鼻塞声重、肠鸣泻泄等病症。

辛温解表：紫苏羌活茶

【原料】紫苏叶、绿茶各10克，羌活9克。

【做法】将紫苏叶、羌活、绿茶一同研磨成渣，放入杯中，冲入沸水，闷泡约10分钟即可。每日1剂，不拘时温服。

【功效】辛温解表。可治疗因风寒感冒引起的恶寒、发热、无汗、肢体酸痛等症状。

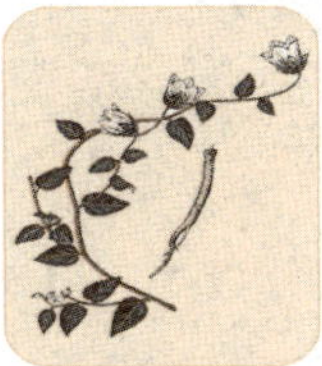

中暑方

中暑是指在高温环境下人体体温调节功能紊乱而引起的以中枢神经系统和循环系统障碍为主要表现的急性疾病。在高温（一般指室温超过35℃）环境中或炎夏烈日暴晒下从事一定时间的劳动，且无足够的防暑降温的措施，常易发生中暑。根据临床表现，中暑可分为伤暑、暑风或暑厥。伤暑为较轻者，暑风或暑厥为较重者。中暑患者可以采用以下食疗方进行调理。

清热解毒：翠衣银花饮

【原料】西瓜皮200克，金银花9克。

【做法】西瓜皮洗净切碎，金银花洗净，将二者放入锅内，加适量水，大火煎煮30分钟，过滤取汁，放凉后饮用。

【功效】清热解毒，利小便。适用于中暑发热、烦闷口渴、小便黄少等症。

清暑涤热：苦瓜粥

【原料】苦瓜1根，粳米100克，冰糖50克，精盐5克。

【做法】苦瓜去瓤，切成小丁块，粳米淘洗干净，放入锅内，加

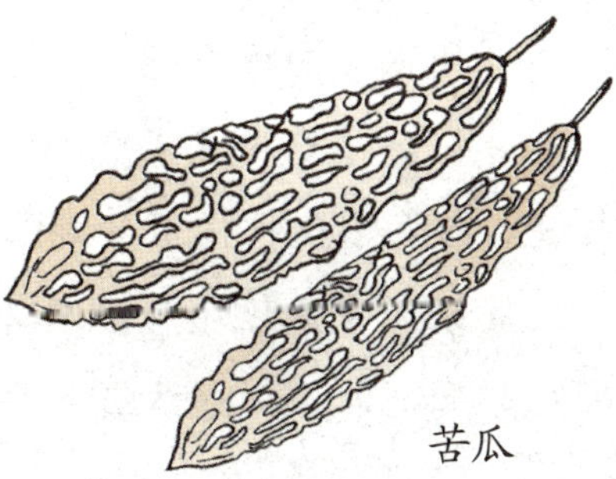

苦瓜

清水上火烧开，放入苦瓜丁、冰糖、精盐熬煮成粥即可。

【功效】清暑涤热，清心明目。主治热痛烦渴、中暑发热、流感、痢疾、目赤疼痛等症。

清热解暑：西瓜汁

【原料】1/4个西瓜。

【做法】西瓜切皮去子后切成小块，放入搅拌机打成西瓜汁。

【功效】清热解暑，除烦止渴，通利小便。主治暑热烦渴、热盛伤津、小便不利及喉痹、口疮诸症。

散热润肺：桑蜜茶

【原料】桑叶10克，蜂蜜适量。

【做法】先用蜂蜜擦桑叶，然后阴干切细，沸水冲泡，代茶频饮。

【功效】散热润肺。桑叶苦甘寒，疏风清热；蜂蜜甘平，补中润肺。适用于夏季热口渴较甚者。

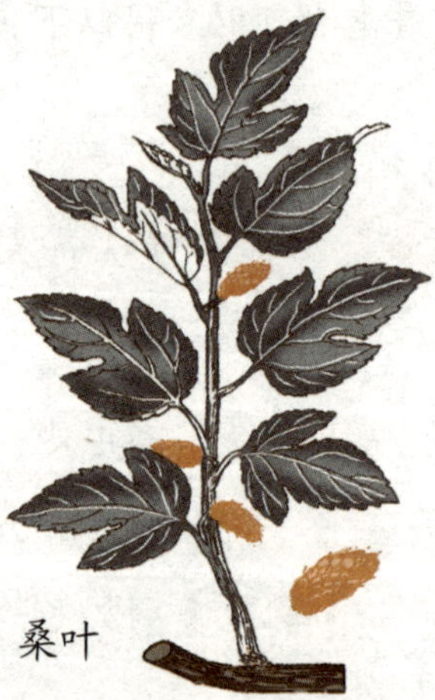

桑叶

清热化湿：扁豆花粥

【原料】白扁豆花10~15克，粳米60克。

【做法】先将粳米洗净，加水煮成稀粥，待粥将熟时，放入扁豆花，改为小火，稍煮片刻即可。温热服食，每日1~2次。

【功效】清热化湿，健脾和胃。适用于夏季感受暑热、发热、心烦、胸闷、吐泻及赤白带下等症。

清暑化湿：绿豆荷叶粥

【原料】粳米50克，绿豆100克，荷叶30克，冰糖15克。

【做法】绿豆洗净，用温水浸泡2小时；粳米淘洗干净，用冷水浸泡半小时，捞出，沥干水分；鲜荷叶洗干净；取锅加入冷水、绿豆，先用大火煮沸，再改用小火煮至半熟，加入荷叶、粳米，续煮至米烂豆熟；去除荷叶，以冰糖调好味，即可盛起食用。

【功效】清暑化湿，解表清心。适用于中暑引起的酸痛、无汗、头痛、尿黄、苔腻、恶寒发热、心烦口渴等症。

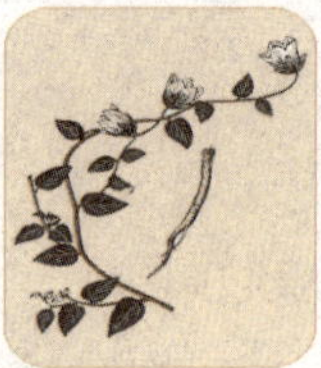

头痛方

头痛是临床上常见的自觉症状，可由多种疾病引起。头痛的病因较多，但不外乎外感和内伤两大类。其病机多因风寒湿热等邪外侵，风阻火毒上扰，痰浊瘀血阻滞，致经气不利，气血逆乱，或因气血营精亏虚，清阳不升，脑神失养等所致。头痛患者可采用以下食疗方进行调理。

活血止痛：荞麦陈醋

【原料】荞麦30克，陈醋适量。

【做法】将荞麦放入锅内炒至老黄色，加醋再炒，然后取出用醋调成稠糊，装布袋趁热敷额上发际处。冷后炒热再敷之，至鼻子流黄臭涕停止。

【功效】祛风，活血，止痛。用治鼻窦炎、鼻炎、鼻寒引起之偏头痛。

开窍醒神：萝卜冰片汁

【原料】白萝卜1个，冰片5克。

【做法】将白萝卜洗净去皮，切成小块，放入榨汁机榨汁，把冰片放入鲜榨的白萝卜汁里溶化。把药汁滴在头痛部位对侧的鼻孔里。

【功效】开窍醒神，清热散毒，生肌止痛。鼻孔内穴位与脑相关，冰片白萝卜汁滴鼻可以直接被鼻黏膜吸收，起到化痰、行气的作用，对于痰浊瘀血、痹阻经脉导致气血运行不畅而引起的头痛，有一定效果。

【附注】冰片性寒，只能少量使用或短时期内使用，长期大量使用可能会损害身体。脾虚吐泻者、肝肾虚亏者、体弱者、老人、儿童需慎用，孕妇忌用。建议患者先到正规中医机构明确诊断，在中医师的指导下合理治疗及用药。

温肾养阳：枸杞养肾粥

【原料】枸杞叶250克，羊肉60克，羊肾1个，粳米60～100克，葱白2根，精盐适量。

【做法】将羊肾剖开，去筋膜，洗净，切碎；羊肉洗净切碎，先煮枸杞叶，去渣取汁；用枸杞叶汁同羊肾、羊肉、粳米、葱白煮粥。粥成入精盐调匀，稍煮即可。

【功效】温肾养阳，益精血。对缓解头痛有疗效。

清热养阴：鸡蛋荷叶汤

【原料】鸡蛋2个，荷叶2片，红糖适量。

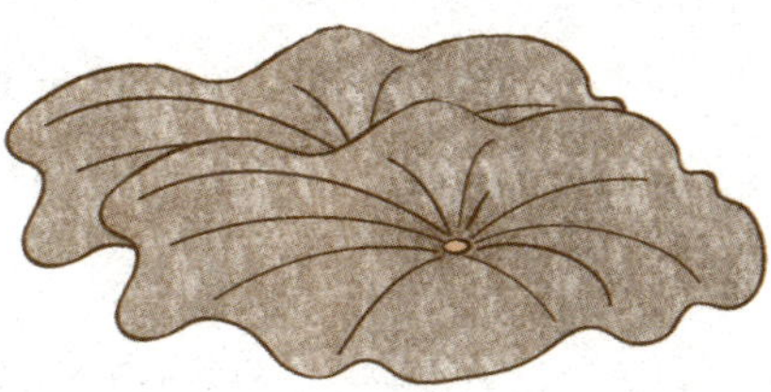

荷叶

【做法】荷叶洗净。鸡蛋放入开水锅中煮5分钟，熟后放入凉水中过凉，去壳。荷叶、熟鸡蛋、红糖一起放入瓦煲内，用小火煲1小时，即可食用。

【功效】清热养阴，养心安神。用于高血压属阴虚阳亢型头晕、头痛，尤以左侧为甚，胀痛常伴有发热感等。

头痛眩晕：冬瓜草鱼汤

【原料】冬瓜500克，草鱼1条，料酒、精盐、葱段、姜片各适量。

【做法】草鱼去鳞、鳃、内脏，洗净。冬瓜去皮、去籽，洗净，切块，锅上大火，注入适量清水，放入草鱼、冬瓜、料酒、精盐、葱段、姜片，烧开后，撇净浮沫，改用小火，煮至鱼熟烂，拣出葱、姜，出锅即成。

【功效】清利平喘。适合于高血压、肝阳上亢引起的头痛或痰浊眩晕、虚劳水肿等症者食用。

滋阴清热：杞菊归地酒

【原料】当归100克，生地黄、枸杞子各300克，菊花500克，糯米3000克，酒曲适量。

【做法】将菊花、生地黄、枸杞子、当归放入砂锅中，加入清水使之没过药材5厘米，煎取浓汁，备用。将糯米淘洗干净，煮成米饭，候冷，放入酒坛内，加入药液、酒曲，搅拌均匀，密封，置于温暖处贮存，7日即成。口服，每日2次，每次20～30毫升。

【功效】滋阴清热，养肝明目。适用于肝肾不足所致的头痛、目眩、耳鸣等症。

咳嗽方

咳嗽是呼吸系统最常见的疾病之一，其有声为咳，有痰为嗽，既有声又有痰者称为咳嗽。它是一种保护性反射动作，有把呼吸道过多的分泌物或异物随着气流排出体外的作用。一年四季均可发病，尤以冬春季节为最多。以咳嗽为主要临床症状的疾病，多见于现代医学的呼吸道感染、急慢性支气管炎、肺炎、肺结核、百日咳、支气管扩张等病。咳嗽患者可以常食以下食疗方。

止咳平喘：黄精冰糖

【原料】黄精（中草药）30克，冰糖50克。

【做法】将黄精洗净，用冷水泡发，置砂锅内，再放入冰糖，加水适量。将锅置炉上，以大火煎煮，后用小火煨熬，直至黄精烂熟为止。每日2次，吃黄精饮汤。

【功效】清肺，理脾，益精。用治肺燥肺虚之咳嗽、干咳无痰、咳吐不利、食少口干、肾虚精亏等症。

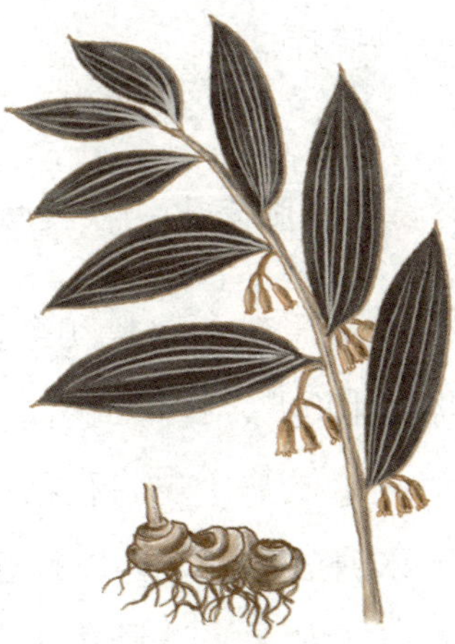

黄精

养阴润燥：燕窝参汤

【原料】燕窝、西洋参各5克。

【做法】先将燕窝用清水浸透，择去羽毛杂物，洗净，沥干水分，同西洋参一起放进炖盅内，注入八成满的开水，加盖，隔水炖3小时以上。饮用。

【功效】养阴润燥，降火益气。用治肺胃阴虚而致的干咳、咳血、潮热、盗汗等，对心血管病咳喘患者更宜。

止咳化痰：蜂蜜蒸白梨

【原料】白梨1个，蜂蜜50克。

【做法】先把白梨挖去核，将蜂蜜填入，加热蒸熟。每日早晚各吃1个，连吃数日。

【功效】生津润燥，止咳化痰。治阴虚肺燥之久咳咽干、手足心热等症。

清肺降火：秋梨膏

【原料】秋梨20个，红枣1000克，鲜藕1500克，鲜姜300克，冰糖400克，蜂蜜适量。

【做法】先将秋梨、红枣、鲜藕、鲜姜砸烂取汁，加热熬膏，下冰糖溶化后，再以蜂蜜收之。可早晚随意服用。

【功效】清肺降火，止咳化痰，润燥生津，除烦解渴，消散酒毒，祛病养身。用治虚劳咳嗽、口干津亏、虚烦口渴及酒精中毒等症。

宣肺解表：萝卜葱白饮

【原料】萝卜1个，葱白6根，生姜15克。

【做法】用水3碗先将萝卜煮熟，再放葱白、生姜，煮剩1碗汤。连渣1次服。

【功效】宣肺解表，化痰止咳。用治风寒咳嗽、痰多泡沫，伴畏寒、身倦酸痛等症。

润肺益胃：玉露糕

【原料】天花粉、葛根、桔梗各10克，绿豆粉500克，白糖200克。

【做法】将天花粉、葛根、桔梗切片烘干后，打成细末待用。将绿豆粉、白糖与药末混匀后，加水调和，放在抹了油的饭盒内，上笼沸水大火蒸约30分钟即可。

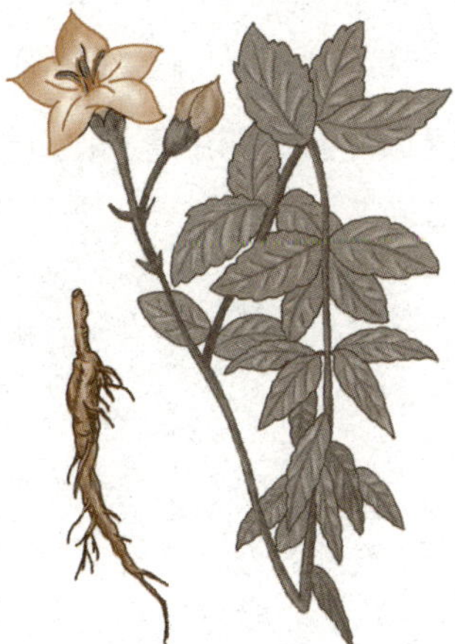

桔梗

【功效】清热生津，润肺益胃，祛痰止咳。绿豆可清热解毒、益胃，秋季常食用，可以养阴、清热、润燥。对于肺燥干咳、痰少、胃热口渴有一定疗效。

疏散风热：桑菊薄杏茶

【原料】桑叶、菊花、薄荷、杏仁各10克。

【做法】将以上4味用沸水冲泡，加盖闷5～10分钟。代茶温饮，每日1～2剂。

【功效】疏散风热，化痰止咳。适用于咳嗽，症见咳嗽痰黄，身热恶寒，身痛，咽痛口渴，苔薄黄，脉浮数。

止咳平喘：散寒止咳酒

【原料】细辛、五味子、豆蔻仁、甘草各15克，浙贝母、茯苓、白前、桑白皮、百部、杏仁、半夏、干姜、桔梗、枇杷叶、瓜蒌皮各30克，陈皮60克，紫苏120克，白酒5000毫升。

【做法】将诸药加工为粗末，装入纱布袋，扎紧口。将白酒倒入瓷坛中，放入药袋，加盖密封，置阴凉干燥处。每日摇动1次，12日即可开封饮用。每日2次，每次饮服10~20毫升。

【功效】祛风散寒，止咳平喘。适用于寒凉咳嗽，症见咳嗽气喘、鼻塞流清涕、喉痒声重、痰稀色白、头痛发热、恶寒或恶风等。

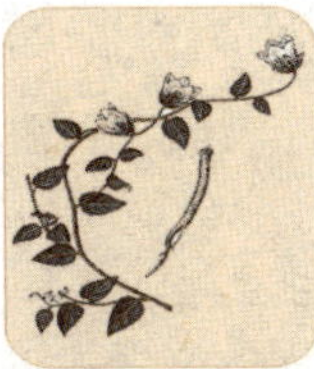

哮喘方

空气潮湿或气压低时，最易诱发哮喘，患者异常敏感，发作时间并无规律，有的是夏发，有的是冬发，也有四季常发。其症状就是气急，上气不接下气，不仅呼吸困难，且带喘声，喉中“咻咻”作响，胸喉之间，顽痰瘀积壅塞，有的兼有咳嗽。患者面色苍白，甚至发青发紫，眼球突出，冷汗淋漓，坐卧不宁，睡眠不安，有的因呼吸困难而言语不便。

此症致病原因，大致分为两种。一为心病性气喘，是因心脏有病而起；另一种是支气管性气喘，这纯粹是支气管本身所引起的毛病。

哮喘二字虽连称，但疾病不同，哮是喉中有痰，喘则胁肩呼吸急促，与哮各异，普通的哮证多兼有喘，而喘者有不兼哮者，故种类多，大都是因气管狭窄，肺部弹力不够与时间性痉挛，或黏膜肿胀及分泌障碍呼吸而成。哮喘患者可以采用以下食疗方。

润肺凉心：盐腌梨

【原料】鸭梨9个，精盐适量。

【做法】立冬后，把9个梨有间隔地放到一个大坛子里，用精盐埋起来，梨与梨之间都要放满盐。冬至后，每“九”取一个洗净生吃。取梨时，注意不要碰到其他梨，以防伤皮。

【功效】润肺凉心，消痰降炎。哮喘多有肺肾两虚的情况，盐带“药”入肾，可以更好地发挥药效。

止咳平喘：姜汁炖蜜南瓜

【原料】南瓜5个，鲜姜汁60毫升，麦芽1500克。

【做法】将南瓜去籽，切块，入锅内加水煮极烂为粥，用纱布绞取汁，再将汁煮剩一半，放入姜汁、麦芽，以小火熬成膏。每晚服150克，严重患者早、晚均服用。

【功效】止咳平喘。用于多年哮喘，入冬哮喘加重者。

消痰下气：丝瓜花蜂蜜饮

【原料】丝瓜花10克，蜂蜜15克。

【做法】将丝瓜花洗净，放入杯内，加开水泡开。盖上盖浸泡10分钟，倒入蜂蜜搅匀即可。每日3饮。

【功效】清热止咳，消痰下气。治肺热咳嗽、喘急气促等。

化痰定喘：白果调蜂蜜

【原料】白果25克，蜂蜜适量。

【做法】取白果仁加水煮熟，放入碗中，加蜂蜜调匀即可。

【功效】清肺胃浊气，化痰定喘，止咳。主治哮喘痰嗽，适用于咳喘气逆、痰多之症，无论偏寒、偏热均可。

润肺化痰：冰糖冬瓜

【原料】小冬瓜（嫩）1个，冰糖适量。

【做法】先将未脱蒂的小冬瓜洗净，剖开，再将冰糖填入，置于笼屉内蒸，取冬瓜水。代茶常饮。服3～4个冬瓜即效。

【功效】利水清热，润肺化痰。热哮、寒哮发作或不发作时均可用之，但以热哮为优(小儿热哮多见，寒哮少见)。

强心润肺：润肺蜜糖

【原料】芝麻250克，生姜、冰糖、蜂蜜各60克。

【做法】先将冰糖置凉开水中溶化；芝麻洗净控干水分，生姜洗净后捣烂，用纱布过滤取汁；然后将芝麻与姜汁混合搅拌均匀后静置片刻；最后将芝麻从姜汁中取出入锅炒熟，离火放凉后加入冰糖水、蜂蜜，充分混合，拌匀后装瓶备用。

【功效】强心润肺，平喘止咳。适用于肾虚型哮喘患者服用。

化痰平喘：桑芪陈皮汤

【原料】桑白皮、黄芪各15克，陈皮16克，法半夏10克。

【做法】将诸药置于砂锅中，加水适量，煎沸20分钟，滤渣取汁。代茶温饮，每日1剂，药渣可再煎。

【功效】清热化痰，平喘。适用于哮喘，症见气喘、咳嗽、身热多汗、痰多色黄、痰黏难咯、舌红苔黄。

化痰平喘：人参蛤蚧酒

【原料】甘草10克，人参15克，桑白皮、杏仁、知母各20克，蛤蚧1对，白酒1500毫升。

【做法】将人参、知母切薄片，桑白皮、杏仁、甘草捣碎；蛤蚧去头、足。将上述诸药同浸入白酒内，30日后过滤去渣备用。每日2次，每次饮服10～20毫升。

【功效】益气滋阴，化痰平喘。适用于咳嗽日久、肺肾气虚、咳喘痰稠，或咳吐脓血、胸中烦闷等症。

发热方

发热指体温超过正常的征象，可由多种疾病引起。中医分为外感性发热和内伤性(非感染性)发热。前者发病急快，病程短，热势重（39℃以上），常由风、寒、暑、燥、火、湿六大淫邪之气或病毒感染所致；后者起病慢，病程缓长，大多为间歇性低热，体温在37℃左右，经常因恶性肿瘤、血液病、结缔组织病、变态反应、中枢神经调节失常等所致。中医学认为，外感热多由六淫、疫疠等外邪侵袭引起，有表证、里证、半表半里证之分。表证为畏寒、怕风、头痛、鼻塞等，治宜发表解热；里证常见壮热并伴烦躁、口渴、腹满胀痛、便秘、泻痢等，治宜清里除热；半表半里证见寒热往来、胸胁痞满、口苦咽干等，治宜和解。若邪气入于营分、血分，则出现高热并伴以各证，治宜清凉解毒、凉血开窍；气虚发热宜甘温除热；阴虚发热多为低热或潮热，并有虚烦、盗汗、面赤升火、消瘦等，治宜滋阴消热等。

发热患者可用以下食疗方进行调理。

清热解毒：鸭舌草竹叶饮

【原料】鸭舌草60克，淡竹叶30克。

【做法】将上述两药同煎2次，每次用水500毫升，煎半小时，两次混合，取汁当茶饮。

【功效】清热解毒。用治流感、高热烦渴或原因不明的高热。

驱寒止咳：姜丝可乐

【原料】鲜姜4克，可乐300毫升。

【做法】姜去皮，切成丝待用；将可乐倒入小锅内，加入姜丝，大火煮开即可。

【功效】驱寒止咳。姜可以驱寒，可乐能够止咳且可调和姜的味道。姜汁可乐一起煮喝有防寒祛痰的功效，增加热量，暖胃，对于感冒引起的喉咙胀痛、扁桃体炎有奇效，其对防治感冒有良好的效果，可以驱风散寒，是天然的感冒药。

疏风散热：金银花大青叶饮

【原料】金银花15克，大青叶10克，蜂蜜50克。

【做法】将金银花和大青叶水煎3~5分钟后去渣，在汤液中加入蜂蜜搅匀饮用。热重不退者每日可服3~4剂。

【功效】疏散风热。适用于外感风热、发热较重者。

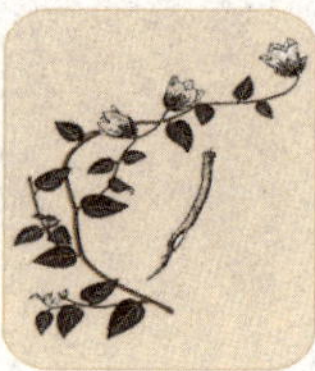

呃逆方

本病是气逆上冲，喉间呃呃连声、声短而频，令人不能自制的一种病症。一般为寒气蕴蓄、燥热内盛、气郁痰阻、气血亏虚导致胃失和降、上逆动膈而形成。若在其他急慢性疾病过程中出现，则每为病势转向严重的预兆。其临床表现为：呃呃连声、响亮而急促，或呃声低怯，并伴有脘中冷气、口渴便秘、虚烦不安、心腹胀满等。呃逆患者可采用以下食疗方。

祛烦止呕：冰糖芦根饮

【原料】鲜芦根100克，冰糖50克。

【做法】加水共煮。代茶饮。

【功效】清热生津，祛烦止呕。适用于由于胃热引起的口臭、烦渴、呃逆、呕吐等症。

呃逆不止：荔枝末

荔枝

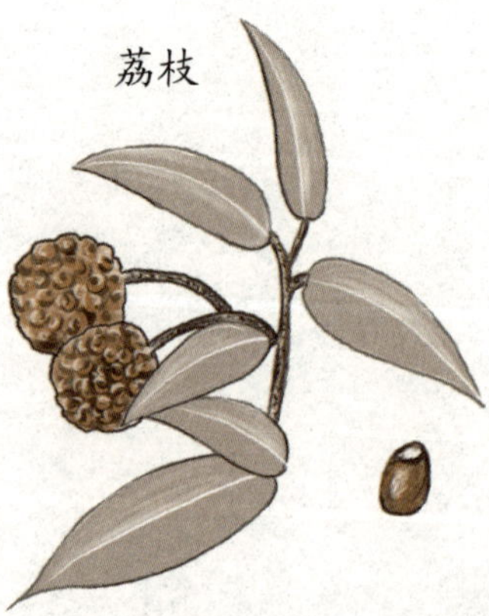

【原料】荔枝干7个。

【做法】连皮核烧存性，研为细末。白开水送下。每次9克，每日2次。

【功效】通神益气，散滞气。用治呃逆不止、咽喉肿痛。

降气止呃：酱汁刀豆

【原料】刀豆500克，茭白50克，鲜汤、黄酒、酱油、甜面酱、豆油、湿淀粉、生姜、味精各适量。

【做法】刀豆择去两头及老筋，洗净，切段；茭白去皮，洗净，切长条；生姜切为末。豆油入锅中烧至七成热，刀豆入内炸约2分钟（外壳起泡发软浮于油面时），捞出沥油。锅内留少许底油，入甜面酱略炒，放入刀豆、茭白及黄酒、酱油、生姜末，翻炒片刻，加入鲜汤、味精，略焖，以湿淀粉勾芡，起锅即可。

【功效】降气止呃，温肾助阳。多用于治疗虚寒呃逆、呕吐、腹胀、肾虚腰痛、痰喘等。

健脾降逆：柿饼蒸米饭

【原料】柿饼90克，糯米300克，白糖适量。

【做法】将柿饼切成小丁；糯米洗净，加入柿饼丁拌匀，加水适量入笼蒸熟(约蒸40分钟)，拌以白糖即成。

【功效】健脾，益胃，降逆。适用于胃气虚弱的呃逆、呕吐、病后体弱、胃神经官能症等症。

降逆止呕：砂仁粳米粥

【原料】砂仁3克，粳米60克。

【做法】砂仁捣碎为末，粳米洗净；锅内注入适量清水，将粳米煮至烂稠，放入砂仁末，再煮1～2沸即可。

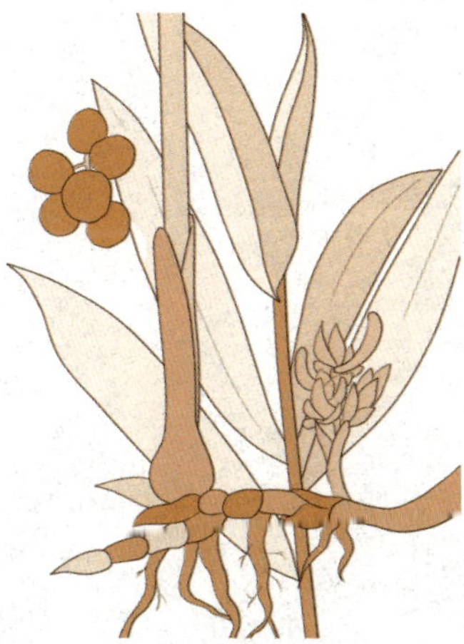

砂仁

【功效】降逆止呕，开胃醒脾。适用于脾胃湿冷、气滞上逆所致的呕吐、呃逆、腹痛、消化不良、脘腹胀满等症。

和胃止呕：藿香核桃酒

【原料】藿香50克，核桃肉500克，上等烧酒500毫升。

【做法】将藿香研成粗末，核桃肉捣烂。再将烧酒和藿香、桃泥一同倒入锡瓶，封口，用大锅储水，安放锅中，用小火炖煮1小时。取出埋地下2～4小时后即成。每日空腹饮30毫升。病重者午后再饮30毫升。

【功效】温中健脾，和胃止呕。适用于呃逆、反胃、泛酸等症。

咽炎方

咽炎是咽部黏膜、黏膜下组织的炎症，常为上呼吸道感染的一部分。依据病程的长短和病理改变性质的不同，分为急性咽炎、慢性咽炎两大类。常因受凉、过度疲劳、烟酒过度等致全身及局部抵抗力下降，病原微生物乘虚而入而引发本病。营养不良，患慢性心、肾、关节疾病，生活及工作环境不佳，经常接触高温、粉尘、有害刺激气体等皆易引发本病。咽炎患者可常用以下食疗方。

咽痛嘶哑：胖大海茶

【原料】胖大海2枚，蝉蜕5枚，僵蚕10克。

【做法】沸水冲泡10分钟后饮用。

【功效】清肺热，利咽喉。适用于肺热声哑、咽喉疼痛、热结便秘及用嗓过度等引发的声音嘶哑等症。而对于外感引起的咽喉肿痛、急性扁桃体炎只有一定的辅助疗效。

止咳消炎：罗汉果茶

【原料】罗汉果20克。

【做法】沸水泡闷15分钟后代茶饮。

【功效】清热凉血，清肺止咳，润肠通便。主治痰火咳嗽、咽喉肿痛、消渴烦躁、大便秘结等症。

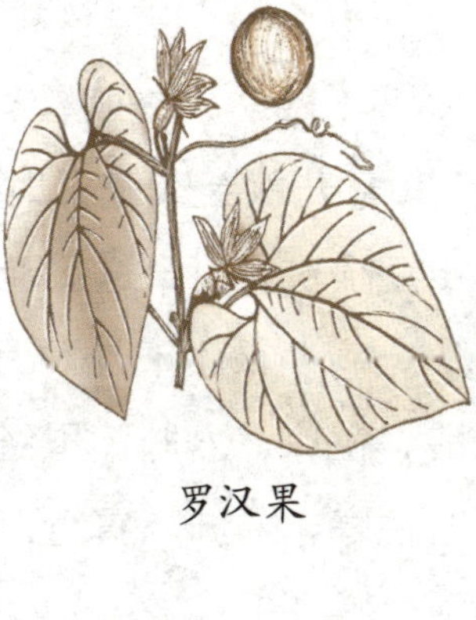

罗汉果

咽干喉痛：荸荠汁

【原料】荸荠300克。

【做法】将荸荠洗净后去皮备用，将荸荠放入果汁机中打成汁，即可饮用。

【功效】生津润肺，消痈解毒，凉血化湿。主治咳嗽多痰、咽干喉痛、消化不良、大小便不利等症。

化痰消炎：糖渍海带

【原料】水发海带500克，白糖250克。

【做法】将海带漂洗干净，切丝，放锅内加水适量煮熟，捞出，放在小盆里，拌入白糖腌渍1日后即可食用，每日2次，每次50克。

【功效】补气润肺，化痰消炎，软坚散结。海带所含碘被人体吸收后，能促进咽部炎症渗出物的排除。糖浸渍海带食用，对慢性咽炎属肺热伤阴者有一定效果。

生津润燥：雪梨豆根饮

【原料】雪梨1个，山豆根粉1克，白糖适量。

【做法】先将雪梨洗净去皮，切成片状，置于盅内，加清水100毫升煎至50毫升时，放入白糖适量调味，然后在雪梨水中调入山豆根粉，每日送服3次。

【功效】清热解毒，生津润燥。适用于急性咽炎。雪梨味甘微酸，性凉，入肺、胃经，功能生津、润燥、清热、化痰；山豆根味苦性寒，入肺、胃经，功能清热解毒、利咽喉。脾虚便溏者忌用。

消肿止痛：甘蔗丝瓜汁粥

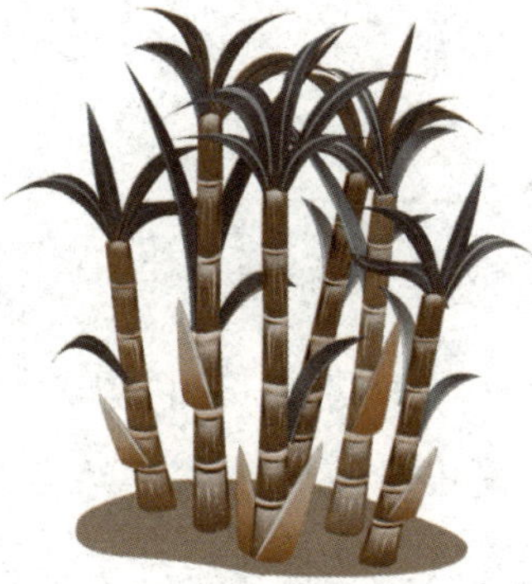

甘蔗

【原料】生丝瓜、新鲜甘蔗各适量，粳米50克。

【做法】先将丝瓜洗净切段，甘蔗洗净切碎，分别榨汁，各100毫升。锅上火，放入丝瓜汁、甘蔗汁，加入适量水，烧热，放入粳米烧开，改用小火煮粥，米烂粥稠时，出锅即成。

【功效】消肿止痛，清热生津。适用于急慢性咽炎。

清热化痰：萝卜茶

【原料】生白萝卜500克，生姜片10克，白糖20克。

【做法】生白萝卜、生姜片绞汁，加入白糖，混合后饮服，每日2次。

【功效】清热化痰。适用于慢性咽炎，属痰热内蕴型，症见咽喉灼热、疼痛或有异物感，咽中痰多，色黄或白，不易咳吐干净。

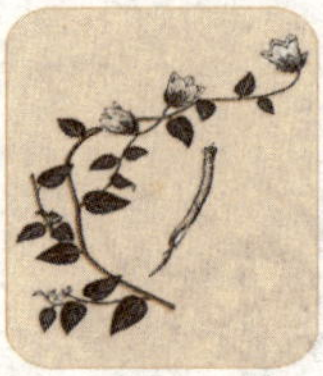

口臭方

口臭是指因胃肠积热、口腔疾病、慢性疾病而致呼气时口内发出难闻的气味。龋齿(蛀)、牙龈瘘管或牙龈发炎、牙周炎、鼻窦化脓、扁桃体脓肿、消化道疾病、糖尿病、消化不良等都可引起口臭。口臭患者可采用以下食疗方。

满口生香：口含丁香

【原料】丁香2粒。

【做法】取丁香含口中治疗口臭的方法现今仍在应用，且疗效甚佳。

【功效】暖胃温肾。治胃寒痛胀、呃逆、吐泻、痹痛、疝痛、口臭、牙痛等症。

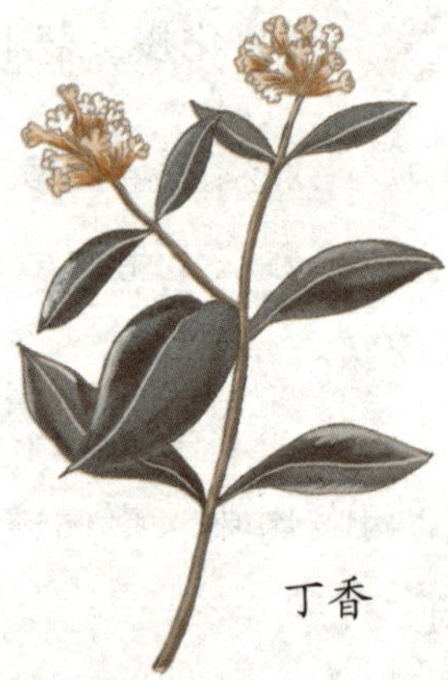

丁香

清热降火：老丝瓜汤

【原料】鲜老丝瓜1根，精盐少许。

【做法】将丝瓜洗净，连皮切段，加水煎煮，半小时后放精盐，再煮半小时即成。日服2次。

【功效】清热降火。对于口臭、骨节酸痛、尿道灼热刺痛有较好疗效。

消除口臭：薄荷黄连水

【原料】鲜薄荷叶20克，黄连5克。

【做法】先将黄连置锅内煎20分钟，然后加入薄荷叶煎煮5分钟，去渣留液，待冷后漱口，每日数次。

【功效】黄连有清热燥湿、泻火解毒的作用；薄荷可发散风热、清利咽喉、解毒。两种药物合用，可有效消除口臭。

口苦口臭：连翘茶

【原料】连翘、山楂、麦芽各15克，苍术5克。

【做法】将诸药置于砂锅中，加水适量，煎沸20分钟，滤渣取汁。代茶温饮，每日1剂，药渣可再煎服用。

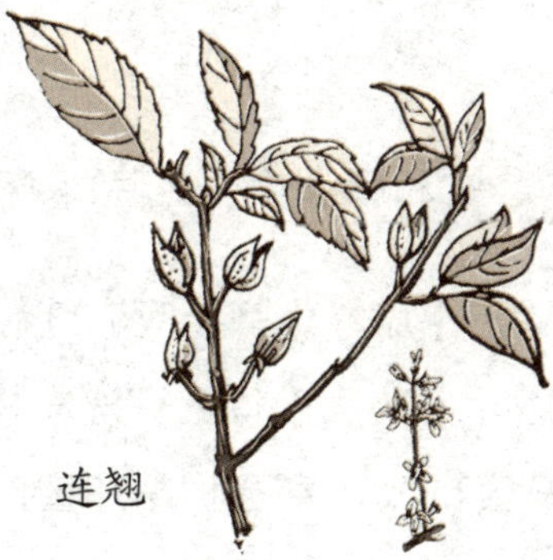
连翘

【功效】清热解毒，燥湿健脾，消食和胃。适用于湿热中阻所致的口舌生疮、口苦口臭、饮食减少、胃脘胀闷等症。

胃痛方

胃痛又称胃脘痛，是以胃脘部疼痛为主的病症。此病的发生多与过度劳累、外受风寒、情志刺激、饮食失调及脾胃不和等因素有关。现代医学中，急、慢性胃炎及消化道溃疡、胃痉挛、胃神经官能症、胃黏膜脱垂症等均可出现胃痛的症状。胃痛患者可以采用以下食疗方进行调理。

和胃调中：土豆蜂蜜汁

【原料】鲜土豆100克，蜂蜜适量。

【做法】将土豆洗净捣烂绞汁，先大火后小火煎熬浓缩，加入蜂蜜再煎，直至稠黏如蜜时，冷却装瓶，每日服2次，每次2匙，可常食。

【功效】和胃调中，健脾益气。土豆有减少胃液分泌、缓解胃痉挛和胃痛的作用。适用于胃及十二指肠溃疡疼痛、慢性胃痛、习惯性便秘等症。

温中止痛：胡椒鸡块汤

【原料】鸡肉250克，胡椒根30克。

【做法】将鸡肉洗净，用沸水焯过；胡椒根洗净，切碎。把全部用料一起放入锅内，加清水适量。大火煮沸后，小火煮1～2小时，调味即可。随量饮汤食肉。

【功效】补益脾胃，温中止痛。适用于胃溃疡所引起的胃脘疼痛，喜温喜按，得温或按之痛减，面色萎黄，口淡流涎，饮食减少。

理气止痛：牛肉香菇粥

【原料】熟牛肉、香菇、粳米各100克，葱、姜、精盐、味精各少许。

【做法】香菇用温水浸泡；牛肉切薄片；将香菇、牛肉、粳米一同加水煮粥，待粥将离火时加入葱、姜、精盐、味精，调味即成。每日1剂，当菜吃。

【功效】和胃调中，理气止痛。适用于慢性胃炎、反胃呕吐等所引起的胃痛。

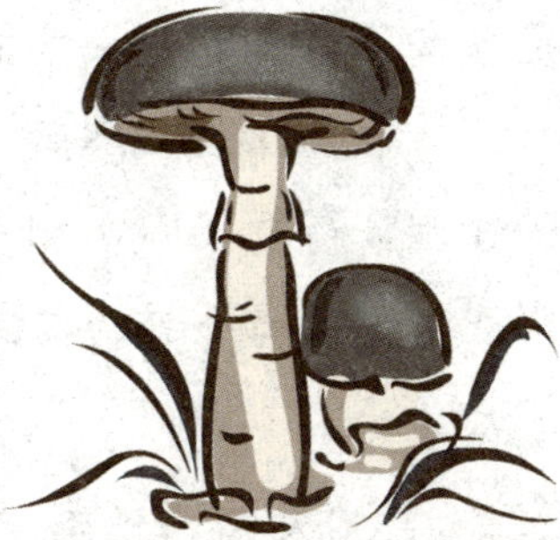

香菇

清热止痛：仙人掌猪肚汤

【原料】猪肚250克，仙人掌30克，精盐、醋各适量。

【做法】将仙人掌洗净、切碎；猪肚切去肥油，用精盐擦，醋反复揉搓，并用清水反复漂洗干净，再放入开水脱去腥味，刮去白膜。把全部用料放入锅内，加水适量，大火煮沸后，小火煮1～2小时，调入精盐即可。

【功效】行气活血，清热止痛。适用于溃疡病、气滞有热导致的胃脘胀痛，并伴有灼热感、嗳气吞酸、食后胀痛。

健胃止痛：砂仁肚条汤

【原料】砂仁末10克，猪肚1000克，猪油100克，绍酒60

毫升，湿淀粉20克，胡椒粉、花椒、生姜、葱白、味精、精盐各适量。

【做法】砂仁烘脆研为细末，猪肚下沸水锅焯透捞出刮去内膜。另将锅中加入清汤，放入猪肚，再下生姜、葱白、花椒煮熟，捞起猪肚待冷后，切成肚条。将原汤500毫升烧开，下入肚条、砂仁末、胡椒粉、绍酒、猪油，再加精盐、味精调味，用湿淀粉勾芡炒匀起锅装盘即成。

【功效】理气醒脾，健胃止痛。猪肚为补脾胃之要品，砂仁温中化湿，行气和中，加入温中散寒之花椒、生姜、葱白，适用于脾胃虚寒、胃痛不舒、食少腹胀的患者。

疏肝和胃：佛手木香茶

【原料】佛手、木香各10克。

【做法】将上述2味药置于砂锅中，加水适量，煎沸10分钟，滤渣取汁。代茶温饮，每日1剂，药渣可再煎服用。

【功效】疏肝和胃。适用于慢性胃炎，症见胃脘疼痛、胸闷不舒、嗳气、舌淡苔黄、脉弦等。

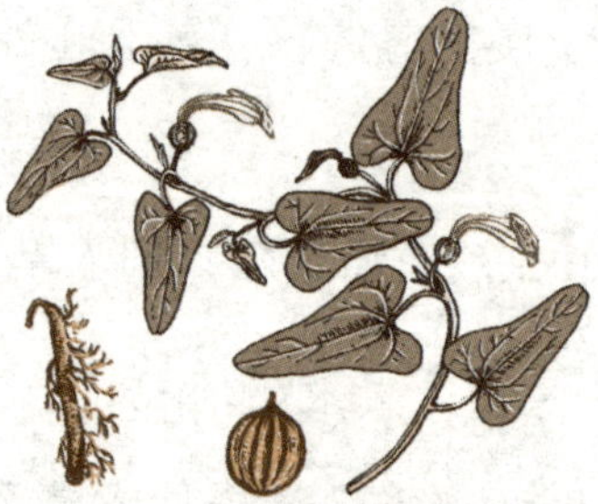

木香

行气止痛：甘松解郁茶

【原料】甘松10克，陈皮5克。

【做法】将甘松与陈皮切碎，置于茶杯中，冲入适量沸水，闷10分钟左右，即可代茶频饮。

【功效】解郁和胃，行气止痛。对胃痛、胃痉挛引起的疼痛有较好的调养效果。

便秘方

中医学认为，便秘系大肠传导功能失常所致，但常与脾、胃、肺、肝、肾等脏腑功能失调有关。外感寒热之邪、内伤饮食情志、阴阳气血不足等皆可形成便秘。概括说来，便秘的直接原因不外乎热、气、冷、虚四种，胃肠积热者发为热秘，气机瘀滞者发为气秘，阴寒积滞者发为冷秘，气血阴阳不足发为虚秘。便秘患者可采用以下食疗方。

润肠通便：芝麻拌菠菜

【原料】菠菜500克，熟芝麻仁25克，香油、精盐、味精各适量。

【做法】菠菜切去根，择去老叶，用水洗净。锅置火上，倒入水，烧沸，下入菠菜焯一下，捞出，用凉开水浸凉，沥干水分。将菠菜切成4厘米长的段，放入盘内，加入精盐、味精、香油，撒上芝麻，拌匀即成。每日1剂，连服5天。

【功效】菠菜味甘性凉，有养血止血、敛阴润燥、下气通肠等功效。芝麻味甘性平，有补益肝肾、润肠和血等功效。两者合用，其润肠通便功能更佳。此方对病后便秘、老年肠燥便秘有很好的疗效。

补虚润肠：香油蜂蜜茶

【原料】蜂蜜65克，香油35毫升。

【做法】将香油兑入蜂蜜中，加沸水冲调即可。每日早、晚各服1次。

【功效】补虚润肠，通便。适用于习惯性便秘。

通利肠胃：胡萝卜拌白菜心

【原料】白菜心500克，胡萝卜100克，芝麻酱、白糖、香油、米醋各适量。

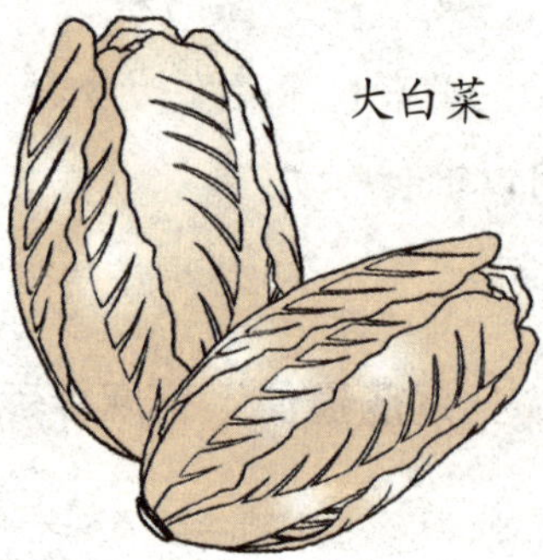
大白菜

【做法】白菜心、胡萝卜分别洗净，切成细丝，放入小盆内备用。将芝麻酱加香油调开，浇在菜丝上，再撒上白糖，食前酌加米醋拌匀即成。

【功效】大白菜味甘性平，有清热除烦、养胃利水、通利肠胃等功效。此方可经常食用，对便秘有很好的疗效。

益气通便：红薯粥

【原料】新鲜红薯250克，粳米100～150克，白糖适量。

【做法】将红薯(以红紫皮黄心者为最好)洗净，连皮切成小块，加水与粳米同煮为粥，待粥将熟时，加入白糖适量，再煮2～3沸即可。随意趁热服食。

【功效】健脾养胃，益气通便。适用于便秘、大便带血及少乳等症。

益气润肠：杏仁芝麻糖

【原料】甜杏仁60克，黑芝麻500克，白糖、蜂蜜各250克。

【做法】甜杏仁打碎成泥，黑芝麻淘洗干净，倒入铁锅内。用小火炒至水汽散尽，芝麻发出响声立即盛入碗内，稍凉后，研碎。将杏仁泥、黑芝麻、白糖、蜂蜜倒入大瓷盆内，拌匀，瓷盆加盖，隔水蒸2小时，离火。

【功效】益气润肠。适用于肺气虚弱、津液枯燥、大便无力而难解者。

防治便秘：海米紫菜汤

【原料】海米15克，紫菜25克，鸡蛋2个，葱花、精盐、味精、香油各适量。

【做法】将海米、紫菜分别用凉水泡发，去杂洗净；鸡蛋液磕入碗内，用筷子搅匀。锅内放入清水适量，烧沸，放入海米、紫菜烧煮一段时间，加入精盐、味精、葱花调好味，倒入鸡蛋成蛋花，淋入香油即可出锅成汤。

【功效】紫菜富含食物纤维，能保持肠道健康，与虾米、鸡蛋搭配食用，营养更丰富。此汤有利于老年人健康和防治便秘症。

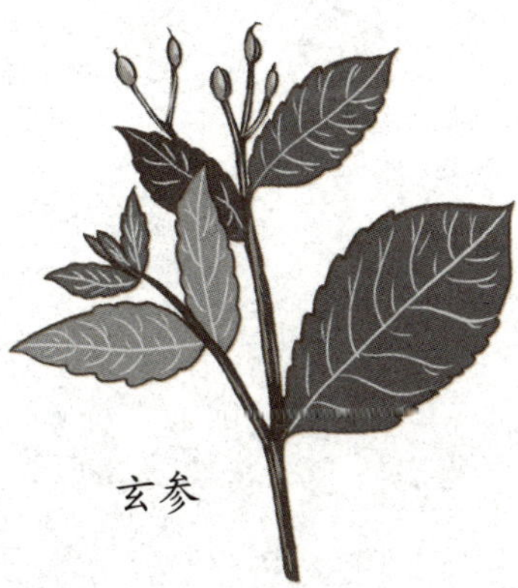
玄参

润燥通便：玄参增液茶

【原料】玄参15克，麦冬、生地黄各12克。

【做法】将诸药置于砂锅中，加

水适量，煎沸20分钟，滤渣取汁。代茶温饮，每日1剂，药渣可再煎。

【功效】滋阴增液，润燥通便。适用于阴虚肠燥型便秘，症见大便干结、皮肤干燥、口干喜饮等。

养阴生津：养阴润肠酒

【原料】大枣40克，生姜汁、花生油各40毫升，甜杏仁、蜂蜜各80克，生地黄汁160毫升，白酒1600毫升。

【做法】将大枣洗净去核，同甜杏仁搅烂成泥备用。将生姜汁倒入瓷坛，加入白酒和花生油搅匀。最后将蜂蜜炼熟，趁热同大枣、杏仁泥装入药坛内搅匀，置小火上煮沸后离火，等凉后倒入生地黄汁，加盖密封，置于阴凉干燥处。每日摇动2次，10日后开封，过滤后即可饮用。每日3次，每次饮服30～60毫升。

【功效】补脾益气，调中和胃，养阴生津。适用于脾胃不和、气血不舒、食欲不振、肺燥干咳、肠燥便秘等症。

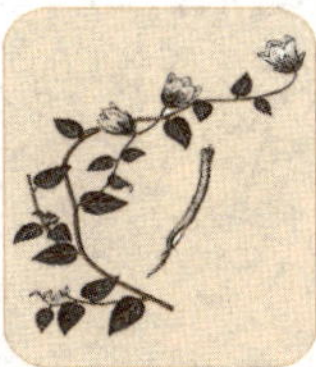

痔疮方

俗话说："十人九痔"。痔疮是成年人极为常见的疾病，其发病率会随年龄的增长而增高。痔疮是在肛门或肛门附近因为压力而伸出隆起的血管，这些由于扩大、曲张所形成的柔软静脉团，类似腿部的静脉曲张，但痔疮常常会出血、栓塞或团块脱出。

得痔疮的原因很多，如习惯性便秘，妊娠和盆腔肿物，年老久病，体弱消瘦，长期站立或久坐，运动不足，劳累过度，食辛辣饮食过多，冬季缺乏蔬菜，肠道慢性炎症等。其中不良饮食习惯是导致持续便秘及造成痔疮的主因，也可能因为用力排便而使压力增加造成团块。其他因素包括怀孕、遗传、长期便秘或腹泻。也有不少年轻女性为了身材苗条，追求"纤纤细腰"，常常不惜将裤带勒得紧紧的，即使吃饱饭后也不"松绑"。其实，这种做法不仅对胃肠消化极为不利，而且还会使整个腹部压力增加，从而导致痔疮发生。

痔疮患者可采用以下食疗方进行调理。

清热消肿：清蒸茄子

【原料】茄子1～2个，油、精盐各适量。

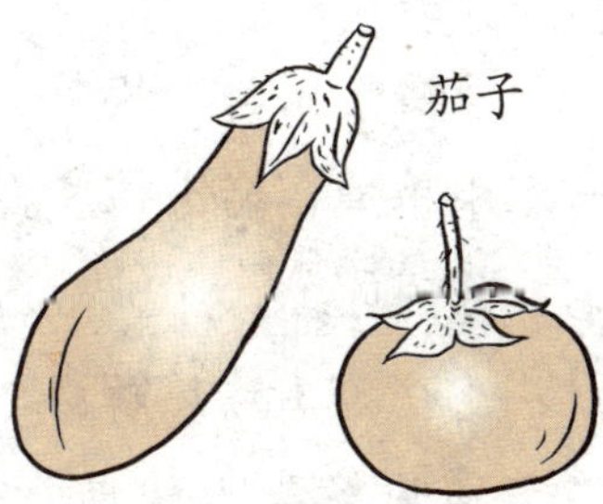

【做法】将茄子洗净，放碟内，加油、精盐隔水蒸熟。佐餐食。

【功效】清热消肿，镇痛。适用于

内痔发炎肿痛、初期内痔便血、痔疮便秘等病症的辅助治疗。

清热解毒：绿豆冬瓜汤

【原料】绿豆150克，冬瓜500克，精盐、猪油各适量。

【做法】冬瓜去皮，与绿豆同煮至烂熟，放入精盐、猪油即成。分3次服用，食绿豆、冬瓜，喝汤。

【功效】绿豆、冬瓜均有清热解毒之功。适用于实热所致痔疮患者。

凉血止血：马齿苋荸荠粥

【原料】鲜马齿苋60克，荸荠50克，粳米100克。

【做法】马齿苋洗净切碎，荸荠去皮洗净，与淘洗干净的粳米小火熬成粥，每日2次，连服数日。

【功效】清热解毒，凉血止血。主治内痔属实证者，或血栓性外痔。

散血消肿：凉拌马齿苋鱼腥草

【原料】鲜马齿苋、鲜鱼腥草各250克，香油、酱油、味精、醋、白糖各适量。

【做法】鲜马齿苋、鲜鱼腥草同入开水中稍焯，捞出待凉，放入调味料拌匀，分顿佐餐。

【功效】清热解毒，散血消肿。马齿苋清热解毒，散血消肿；鱼腥草清

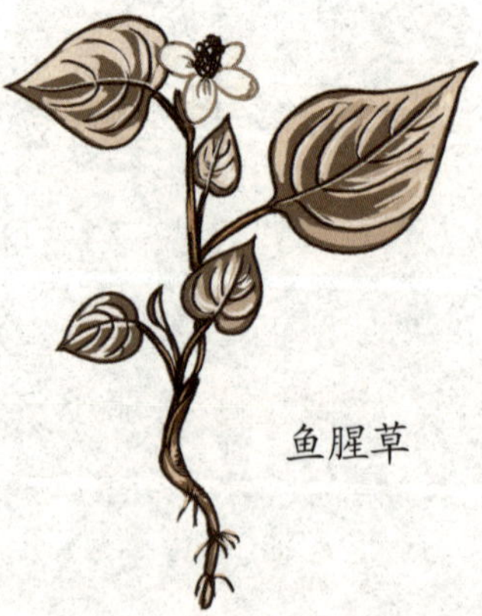

鱼腥草

解热毒。二者配合，可增强其清热解毒之功效，适用于实热痔疮患者。

清热疗痔：猪大肠香蕉汤

【原料】猪大肠250克，香蕉肉适量。

【做法】将猪大肠洗净、切碎，香蕉肉切碎，放锅内煮汤调味服食。每日1次，连服数日。

【功效】清热疗痔。适用于瘀滞型痔疮，症见痔核初发、黏膜瘀血、肛门瘙痒不适，伴有异物，或轻微出血。

益气止血：银耳红枣汤

【原料】银耳100克，红枣50克。

【做法】先将银耳冷水涨发洗净，与红枣一同小火煨烂，分次服用，每日2次。

【功效】滋阴生津，益气止血。主治内痔出血属虚证，伴有气短、乏力者。

润肠通便：香蕉蕹菜粥

【原料】香蕉、蕹菜(空心菜)各100克，粳米50克，精盐或白糖适量。

【做法】蕹菜取尖，香蕉去皮为泥，粳米煮至将熟时，放入蕹菜尖、香蕉泥、精盐或白糖，同煮为粥，做早餐主食。

【功效】清热解毒，润肠通便。蕹菜能清热解毒，凉血，通便；香蕉生津润燥；粳米和胃，除烦渴。三物配用，可用于痔疮实热之证，大便秘结带血者。

腹泻方

腹泻不同于传染病中的痢疾或霍乱，恰与便秘相反，时时有稀便排泄，有时会大便失禁。其发病原因为胃消化能力衰弱或食物未曾嚼烂，未经完全消化的食物进入大肠后，受大肠细菌作用发生腐败，肠黏膜受此腐败物刺激而使肠的分泌亢进，于是肠里的细菌繁殖又快又多，不仅会导致腹泻，有时还会引发高热。

腹泻患者可用以下食疗方进行调理。

健脾止泻：芡实百合粥

【原料】芡实、百合、粳米各50克，精盐少许。

【做法】把芡实、百合、粳米一起放入砂锅内，加适量水煮粥。食用时加少许精盐调味。

【功效】健脾止泻。主治脾虚泄泻，适合于溃疡性结肠炎患者。

杀菌止痢：蒜拌马齿苋

【原料】大蒜15克，鲜马齿苋250克，精盐、白糖、熟芝麻各适量。

【做法】马齿苋洗净，切成5厘米的小段，用沸水烫透，捞出沥干，大蒜捣泥。将马齿苋装盘中抖散，先加精盐拌匀，再放蒜泥、白糖调味，最后撒上熟芝麻即可。

【功效】清热解毒，杀菌止痢。适用于慢性肠炎、腹泻反复不愈者。

健脾止泻：荔枝莲子粥

【原料】干荔枝10个，干莲子10粒，粳米100克。

【做法】将3种材料一起放入砂锅内，加适量水煮粥，煮熟即可。

【功效】补肾固精，健脾止泻，温阳祛寒。本粥可当晚餐食用，连吃半个月，见效后再坚持服食数日，以巩固疗效，用治慢性腹泻。

润肠止泻：栗子瘦肉汤

【原料】鲜栗、猪瘦肉各250克，芡实20克，百合50克，猪横舌1具，蜜枣4枚，精盐少许。

【做法】栗子用热水浸过，去壳及外衣；芡实、百合、蜜枣洗净备用；猪横舌除去油脂，同瘦肉放入锅中，大火煮3分钟后，取出洗净备用；锅内加适量清水，大火烧制滚开，放入全部材料，中火40分钟，放精盐调味即可。

【功效】益气健脾，润肠止泻。适用于慢性腹泻、结肠炎、过敏性肠炎等症。

健脾利尿：粳米姜茶

【原料】茶叶15克，生姜3克，粳米30克。

【做法】先将粳米淘洗干净，再加入生姜及茶叶水同煎后，即可服用。每日1剂，温饮。

【功效】清热解毒，健脾利尿。适用于慢性肠炎、久泻不止，对于久泻而致脾胃虚寒者疗效尤佳。

收涩止泻：杨梅止泻酒

【原料】杨梅（鲜品）500～1000克，白酒1000毫升。

【做法】将杨梅洗净沥干水，放入瓶中，倒入白酒，密封瓶盖，浸泡3日后即成。饮药酒，吃杨梅。每次饮药酒15毫升，吃5个杨梅，每日2次。

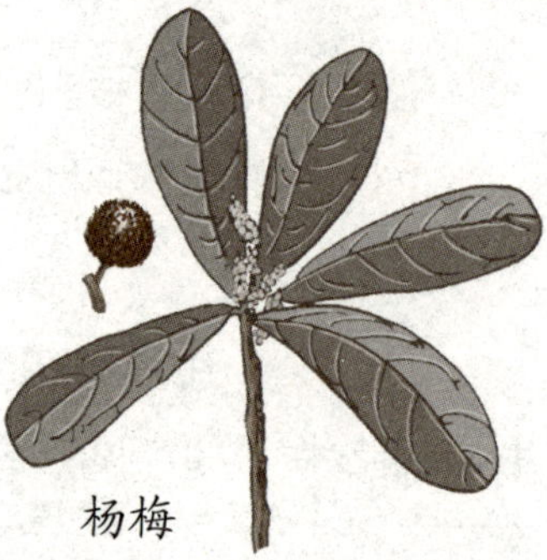
杨梅

【功效】温中散寒，收涩止泻。适用于腹泻痛、水土不服引起的腹泻。

鼻炎方

鼻炎是指鼻腔黏膜和黏膜下组织的炎症，从发病的急缓及病程的长短来说，可分为急性鼻炎和慢性鼻炎。此外，还有一种十分常见的与外界环境有关的过敏性鼻炎。急性鼻炎中医学称之为“伤风鼻塞”，机制为风寒或风热之邪入侵，上犯鼻窍，宣降失常，清窍不利；而慢性鼻炎作为一种常见的鼻腔和黏膜下层慢性炎症，则多为急性鼻炎反复发作或治疗不彻底所致。

鼻炎患者可采用以下食疗方。

通窍活血：丝瓜藤煲猪肉

【原料】丝瓜藤(近根部者佳)1.5米，猪瘦肉60克，精盐、味精各适量。

【做法】将丝瓜藤洗净，剪段；猪肉洗净切块，同入砂锅内煮汤，至肉熟，加精盐、味精调味即可。每日1次，5天为1个疗程，连服1～3个疗程。

【功效】清热解毒，通窍活血。适用于慢性鼻炎急性发作及萎缩性鼻炎、鼻流脓涕等症。

通窍消炎：黄花鱼头汤

【原料】鳙鱼(又称胖头鱼)头100克，大枣15克，黄花菜30克，白术、苍耳子、白芷各10克，生姜片适量。

【做法】将鱼头洗净，于锅内放油加热后把鱼头两面稍煎一下，取出备用。将鱼头、大枣（去核）、黄花菜、白术、苍耳子、白芷、生姜等放入砂锅中，加适量清水，用小火炖煮2小时即可。饮汤食肉，也可放入作料佐餐。

【功效】扶正祛邪，通窍消炎。适用于体虚易复发慢性萎缩性鼻炎者。

散寒通窍：枣姜汤

【原料】红枣（焙干去核）500克，生姜50克，甘草（炒）、精盐（炒）各60克。

【做法】四味合而为末，每日晨起空腹用沸水冲服6～10克。

【功效】散寒通窍。适用于慢性鼻炎肺脾气虚证患者。大枣甘温，补中益气，甘草补脾润肺，配合散寒和胃的生姜，共奏补脾益肺、散寒通窍之功。

通窍止痛：辛夷粥

【原料】辛夷30克，百合20克，大米50克。

【做法】百合洗净，用清水泡发备用；辛夷研成细末，大米淘洗干净；百合、大米一同入锅，加适量水，大火煮沸，转小火熬煮成粥，食粥时调入辛夷末2勺，搅拌均匀即可。

【功效】祛风散寒，通窍止痛。辛夷有镇痛、抗过敏、抗炎作用，对微循环有改善作用，用于风寒头痛、鼻塞、鼻渊、鼻流浊涕。

通阳宣窍：葱白红枣鸡肉粥

【原料】红枣10枚，葱白50克，粳米、鸡肉各100克，香菜、生姜各10克。

【做法】将粳米清洗干净，生姜切片，香菜、葱白切末，鸡肉切丝；锅内加水适量，放入鸡肉、姜片大火煮开，放入粳米、红枣熬45分钟左右；最后加入葱白、香菜调味。

【功效】发表散寒，通阳宣窍。主要治疗过敏性鼻炎风寒型导致的鼻塞、流清涕、咳嗽、咽痛、恶风寒、身痛、舌质淡红、苔薄白、脉浮紧。

清肺祛风：黄芩桑叶茶

【原料】黄芩、桑叶、防风、苍耳子各10克，辛夷花5克。

【做法】将诸药置于砂锅中，加水适量，煎沸20分钟，滤渣取汁。代茶温饮，每日1剂，药渣可再煎服用。

【功效】清肺祛风，宣通鼻窍。适用于鼻炎，症见鼻塞流黄涕、咳嗽痰多、口苦咽干、舌红苔黄、脉数。

通窍消肿：杏仁苍耳酒

【原料】杏仁（去皮尖双仁，温研）15克，苍耳子、防风各10克，枣肉（大枣去皮核）、饴糖各150克，白蜜75克，生姜汁75毫升，白酒500毫升。

【做法】将诸药浸泡入酒内，密封，7日后开启备用。每日2～3次，每次1～2杯。

【功效】通窍，消肿，镇痛。适用于鼻炎。

牙痛方

牙痛是由牙病引起的，可分为以下几种情况：龋齿牙痛为牙体腐蚀有小孔，遇到冷、热、甜、酸时才感到疼痛；患急性牙髓炎是引起剧烈牙痛的主要原因；患急性牙周膜炎，疼痛剧烈，呈持续性的跳痛；急性智齿冠周炎，主要是第三磨牙位置不正，牙冠面上部分有龈覆盖和食物嵌塞，容易发炎而致该症。

中医学认为，牙痛是由风热侵袭、胃火上蒸、虚火上炎等所致。

风热侵袭型：风火邪毒倾翻，伤及牙体及牙龈肉，邪聚不散，气血滞留，瘀阻脉络而为病。

胃火上蒸型：胃火素盛，又嗜食辛辣之品，或风热邪毒外犯，引动胃火循经上蒸牙床，伤及牙龈肉，损及脉络而为病。

虚火上炎型：肾阴亏损，虚火上炎，灼烁牙龈，骨髓空虚，牙失滋养，致牙齿浮动而痛。

牙痛患者可采用以下食疗方进行调理。

消炎止痛：花椒浸酒

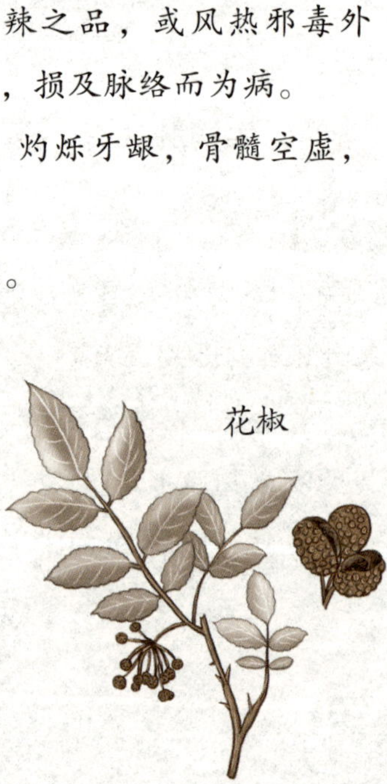
花椒

【原料】花椒15克，白酒50毫升。

【做法】将花椒泡在酒内10～15日，过滤去渣。棉球蘸药酒塞蛀孔内可镇痛，一般牙痛用药酒漱口亦有效。

【功效】消炎止痛。用治虫蛀牙痛。

清热生津：生地煮鸭蛋

【原料】生地黄50克，鸭蛋2个，冰糖5克。

【做法】用砂锅加入清水两碗浸泡生地黄半个小时，将鸭蛋洗净同生地黄同煮，蛋熟后剥去皮，再放入生地黄汤内煮片刻，服用时加冰糖调味。吃蛋饮汤。

【功效】清热，生津，养血。用治风火牙痛、阴虚手足心发热等症。

清热止痛：柳根炖瘦肉

【原料】垂柳树根30克，瘦猪肉150克，精盐适量。

【做法】柳根洗净切条，猪肉切小块，加净水适量用小火炖，待将熟时放少许精盐调味。饮汤食肉。

【功效】滋阴润燥，祛风清热，清肺止痛。用治风火牙痛、虚火牙痛及牙龈炎等疾病。

消炎镇痛：苍耳豆腐粥

【原料】苍耳子25克，豆腐、粳米各100克。

【做法】将苍耳子用布包好，与豆腐和淘洗干净的粳米一同入锅煮成粥即可。每日服1剂，分数次食用。

【功效】散风祛湿，清热生津，消炎镇痛。适用于龋齿引起的牙痛。

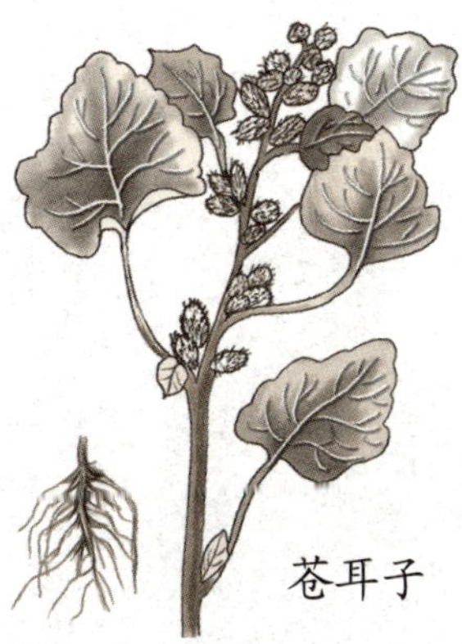

苍耳子

凉血消肿：空心菜蒲公英水

【原料】空心菜250克，新鲜蒲公英100克，蜂蜜适量。

【做法】将空心菜、蒲公英洗净，切碎、捣烂，绞取汁液，加蜂蜜调味，煎沸即可。

【功效】凉血消肿，清热止痛，解毒泻胃火。适用于牙龈红肿疼痛、口臭、烦渴多饮、大便秘结等症。

益髓坚齿：枸杞天冬饮

【原料】枸杞子、天冬各15克，白糖适量。

【做法】将以上两味水煎取汁，加入白糖调味即可。

【功效】滋阴，补肝养肾，益髓坚齿。适用于牙齿疏豁松动、咀嚼无力、牙龈溃烂萎缩、边缘红肿等症。

呕吐方

呕吐是指胃内容物和部分小肠内容物通过食管反流出口腔的一种反射性动作，多由胃寒、胃热、伤食、痰浊、肝气犯胃等导致。胃寒多见呕吐清稀、口中多涎、喜热恶冷、舌苔白润等，治宜温胃降逆。胃热多见食入即吐、吐物酸苦、口臭、喜冷恶热、舌苔黄腻等，治宜和胃清热。伤食引起的多见胃脘胀满不舒、嗳气腐臭、呕吐宿食、舌苔厚腻等，治宜消导和胃。痰浊引起的多有眩晕、胸闷、心悸、呕吐痰涎或清涎、舌苔清腻等，治宜和胃化痰。肝气犯胃，多见胁痛脘胀、呕吐酸苦等，治宜泄肝和胃。本症可见于胃炎、幽门梗阻、颅内压增高等多种疾病。

呕吐患者可采用以下食疗方进行调理。

健脾养胃：鲫鱼小米粥

【原料】鲫鱼1条，小米50克，粳米100克，葱白、生姜、黄酒、精盐各适量。

【做法】鲫鱼去鳞、鳃及内脏，洗净切块；葱白、生姜切末，小米、粳米淘洗干净；锅内加适量清水，放入鱼块、葱白末、姜末、黄酒、精盐煮至极烂，用汤筛过滤，去渣留汁，小米、粳米放入锅中，加适量清水，改小火慢慢煮至米开花即可。

【功效】健脾养胃，利气消肿。适用于肠胃失和引起的脘腹冷痛、反复呕吐、水肿等症。

降逆止呕：半夏山药粥

【原料】山药30克，半夏6克，粳米60克，白糖适量。

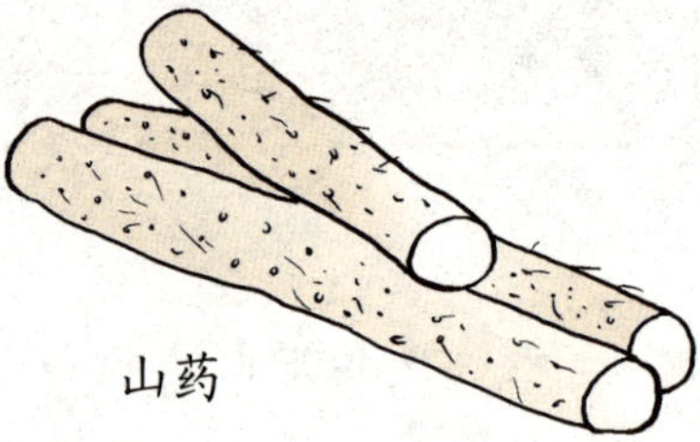
山药

【做法】山药研末，将半夏加水煎煮30分钟，去渣留汁，加入粳米煮至开花，调入山药末，再煮沸，加白糖和匀。

【功效】燥湿化痰，降逆止呕。适用于脾胃虚弱、胃气上逆所致呕吐。

下气消痰：豆腐汤

【原料】嫩豆腐250克，精盐、味精、香油各适量。

【做法】嫩豆腐切厚片，锅内放适量清水；先倒入豆腐，加精盐适量。用大火烧沸汤后，继续烧5分钟，加味精，淋上香油即可出锅。

【功效】豆腐有益中气、和脾胃、健脾利湿、清肺健肤、清热解毒、下气消痰之功效，可用于脾胃虚弱之腹胀、吐血及水土不服所引起的呕吐。

温中止呕：山药炒肉片

【原料】鲜山药100克，生姜丝5克，瘦肉50克。

【做法】将山药切片与肉片一起炒至将熟，然后加入姜丝，熟后即可食用。

【功效】健脾和胃，温中止呕。山药健脾补气，瘦肉大补气血，生姜温中止呕。

暖胃补中：砂仁粥

【原料】粳米100克，砂仁5克，白糖适量。

【做法】将米入砂锅中，加水500毫升煮，待粥稠时调入砂仁末，用小火稍煮数沸，粥稠即停火，每日早晚温服。

【功效】暖脾胃，助消化，补中气。凡脾胃虚寒、恶心呕吐、不思饮食者，均可辅食此粥。

慢性胃炎方

慢性胃炎是指不同病因引起的各种慢性胃黏膜炎性病变，是一种常见病，其发病率在各种胃病中居首位。慢性胃炎属中医学“胃脘痛”“痞满”等范畴。中医学认为，胃炎是由气滞、脾虚、血瘀等诸邪阻滞于胃或胃络失养所致。

慢性胃炎病程缓慢，多数患者有不同程度的消化不良、食欲不振、上腹部胀痛，进食后明显。胆汁反流性胃炎有持续性疼痛。亦有患者出现恶心、呕吐、咯血、大便呈黑色等。还可有贫血、消瘦、舌炎、舌萎缩、腹泻等症状。

慢性胃炎患者可采用以下食疗方进行调理。

健脾和胃：鲫鱼糯米粥

【原料】糯米100克，鲫鱼250克，黄酒、精盐、生姜末、葱花、胡椒粉各适量。

【做法】将鲫鱼洗净，开膛去内脏，刮鳞去头、尾及骨刺后，再将鱼肉切成长4厘米、厚1厘米的薄片。将切好的鱼肉片放入盆内，倒上黄酒，撒上生姜末，浸腌待用。糯米洗净，加清水共煮，开锅后用小火约煮50分钟，将浸好的鱼片下入锅内搅匀，待再开锅后停火。食时盛入碗内，撒上葱花、精盐、胡椒粉，搅匀即成。

【功效】补中益气，健脾和胃。主治脾胃虚寒所致的慢性胃炎，对脾虚食欲不振、日渐消瘦、肌肉乏力等症，亦可调养病后体虚。

消炎止痛：炒南瓜

【原料】嫩南瓜750～1000克，植物油50毫升，精盐、葱花各少许。

【做法】将嫩南瓜连皮洗净，切细丝，摊在太阳下晾晒半天。炒锅上火，放入植物油，烧热，倒入南瓜丝，用大火速炒2～3分钟，撒上精盐，颠翻炒匀，放入葱花，再颠翻两下，出锅即成。

【功效】补中益气，消炎止痛。可保护胃肠道黏膜免受粗糙食物的刺激，对慢性胃炎有很好的疗效。

补肾健脾：山药羊乳羹

【原料】山药50克，新鲜羊乳500毫升，白砂糖或蜂蜜适量。

【做法】将山药在锅中炒至微黄，研为细末；将羊乳烧沸，加入山药末和白砂糖，搅匀即成。

【功效】益气养阴，补肾健脾。适宜于慢性肾炎、慢性胃炎及气阴不足之症。

温中和胃：肉桂粳米粥

【原料】肉桂3克，粳米100克，红糖适量。

【做法】将肉桂煎取浓汁去渣，再用粳米煮粥，待粥沸后调入桂汁及红糖，同煮成粥。或用肉桂末1～2克调入粥内同煮服食。

【功效】温中和胃，散寒止痛。主治

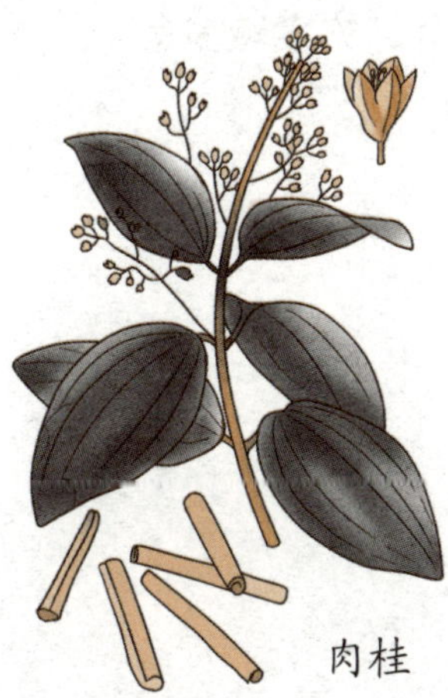

肉桂

脾胃虚寒型慢性胃炎，对肾阳不足、畏寒怕冷、饮食减少、呕吐、肠鸣腹胀、消化不良等症有良好的效果。

健脾益气：玉竹山药鸽肉汤

【原料】玉竹15克，山药20克，净白鸽1只，精盐、料酒各适量。

【做法】将鸽子肉切块，放砂锅中加玉竹、山药、精盐、料酒，加水500毫升，小火炖煮60分钟，肉熟烂后饮汤食肉。随意服食。

【功效】健脾益气，滋阴止渴。适用于慢性萎缩性胃炎的补养，以及气阴两虚型消渴病的辅助食疗。

补脾益气：黄芪山药茶

【原料】黄芪15克，山药30克，陈皮5克。

【做法】将诸药置于砂锅中，加水适量，煎沸20分钟，滤渣取汁。代茶温饮，每日1剂，药渣可再煎服用。

【功效】补脾益气。适用于慢性胃炎，症见胃脘不适、气短懒言、饮食减少等。

消化不良方

消化不良是一种由胃动力障碍引起的疾病，也包括胃蠕动不好的胃轻瘫和食道反流病。症状表现为断断续续地有上腹部不适或疼痛、饱胀、烧心(反酸)、嗳气等。常因胸闷、早饱感、腹胀等不适而不愿进食或尽量少进食，夜里也不易安睡，睡后常有噩梦。

一般性消化不良，大都由于情绪不好、工作过于紧张、天寒受凉或多食不易消化食物所致。老年人的消化功能减退易受情绪影响，有时食物稍粗糙或生冷及食物过多、过油腻也可诱发。治宜健脾开胃、消食化水、补中理气。

器质性消化不良，是由某器官病变引起的消化不良症状，如肝病、胆道疾病、胰腺疾病、糖尿病等。对于这些患者，主要针对病因施治，辅助补充消化酶或者改善胃动力来缓解消化不良症状。

消化不良患者可采用以下食疗方进行调理。

健脾开胃：五香锅巴

【原料】焦锅巴100克，砂仁（后下）、小茴香、陈皮、花椒、茅术各10克。

【做法】以上各味共捣碎，研成细末。每日2次，每服5～10克。

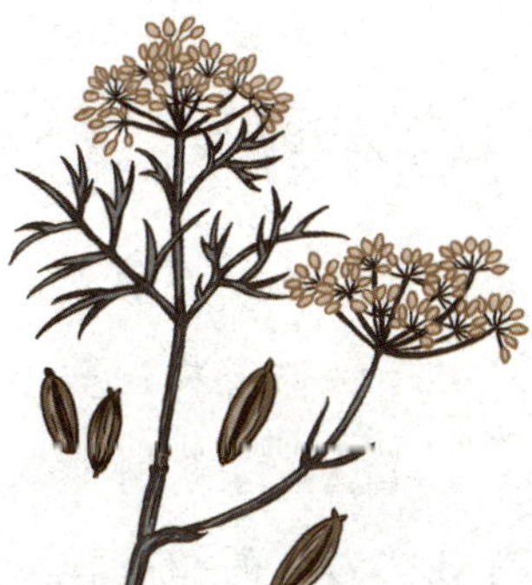

小茴香

【功效】健脾开胃，消食化水。用治消化不良、胸闷胀饱、不思饮食，对慢性胃炎亦有疗效。

补益脾胃：粟米山药糊

【原料】粟米(即小米)50克，山药25克，白糖适量。

【做法】按常法共煮做粥，后下白糖。每日食用2次。

【功效】补益脾胃，清热利尿。治消化不良及做小儿脾胃虚弱调养之用。

益脾暖胃：草果羊肉汤

【原料】草果5~6克，羊肉500克，豌豆80克，青萝卜200克，姜、香菜、精盐、醋、胡椒粉各适量。

【做法】羊肉洗净，切成小丁；青萝卜洗净亦切成小丁；豌豆洗净；姜切成细末；香菜切末，备用。将草果、萝卜丁、羊肉丁、豌豆同入锅内加水适量，先用大火烧开，后改用小火，加姜末炖约1小时至肉熟烂，加入精盐、醋、胡椒粉和香菜末调味即成。

【功效】益脾暖胃。适用于脘腹受寒、腹胀肠鸣、消化不良等症。

消食止呕：萝卜红糖水

【原料】白萝卜250克，玫瑰花20克，红糖适量。

【做法】将白萝卜、玫瑰花捣烂取汁，加红糖，开水冲服。

【功效】疏肝健胃，消食止呕。白萝卜益胃行气；玫瑰花理气解肝郁；红糖和胃。本方是消化不良患者的食疗良方。

暖脾养胃：羊肉秫米粥

【原料】羊肉、秫米(高粱米)各100克，精盐少许。

【做法】羊肉切丁，同秫米共煮粥，粥熟后加精盐调味。每日1～2次，温热服，吃肉，喝粥。

【功效】暖脾养胃，助消化。适用于脾胃虚弱而致消化不良、腹部隐痛等症。

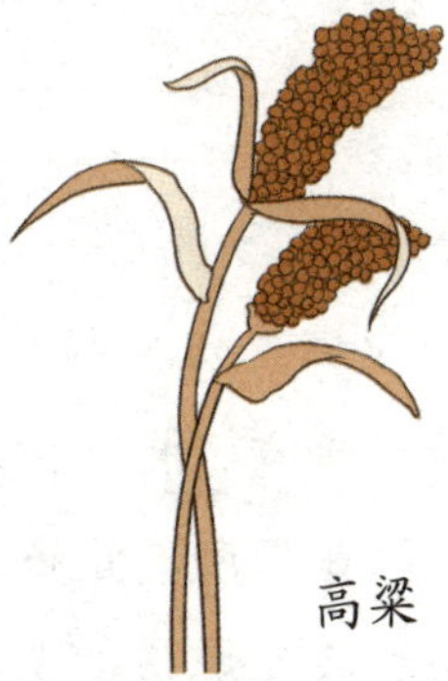

高粱

健脾益胃：山楂麦芽饮

【原料】山楂10克，麦芽20克，红糖适量。

【做法】将山楂、麦芽同用水煎熬，取药汁约100毫升，冲红糖水，作饮料服。

【功效】健脾益胃。适用于食欲不振、消化不良等症。

烧烫伤方

烧烫伤亦称灼伤，是指高温(包括火焰、蒸汽、热水等)、强酸、强碱、电流、某些毒剂、射线等作用于人体，导致皮肤损伤，可深在肌肉、骨骼，严重的合并休克、感染等全身变化。一般的小面积轻度烧伤，没起疱时，立即用冷水冲或浸泡，一般用15~30分钟时间，可用干纱布轻敷，忌揉搓。起疱或皮肤已破，忌用水冲，及时以冰袋降温。大面积及重度烧伤应保持创面清洁完整，用清洁的床单或衬衫盖住伤口，立即送专科医院治疗。

烧烫伤者宜采用以下食疗方进行调理。

烧伤不落疤：黄瓜汁

【原料】生黄瓜适量。

【做法】用冷开水反复洗净，捣烂取汁放入消毒好的容器中，用消毒棉签蘸黄瓜汁涂于创面，轻者每日涂3次，重者每日涂6～9次。

【功效】清热解毒。用治烧伤，复原快，愈后无瘢痕。

清热防腐：马铃薯汁

【原料】马铃薯适量。

【做法】将马铃薯去皮，洗净，切碎，捣烂如泥，用纱布挤汁。以汁涂于患处。

【功效】清热防腐。用治轻度烧伤及皮肤破损。

清热解毒：南瓜露

【原料】老南瓜1个。

【做法】将南瓜切片装入罐内密封，埋于地下，候其自然腐烂化水(越久越好)，然后过滤，即为南瓜露。每日2或3次涂于患处，连涂数天即愈。

【功效】清实热，解火毒。用治水烫伤、火灼伤。

清热解毒：冰片西瓜皮

【原料】西瓜皮、冰片、香油各适量。

【做法】日久晒干的西瓜皮烧灰，加冰片少许研成粉末，用香油调匀。敷于患处。

【功效】清热，解毒，防腐。用治烧伤、烫伤及口腔炎等。

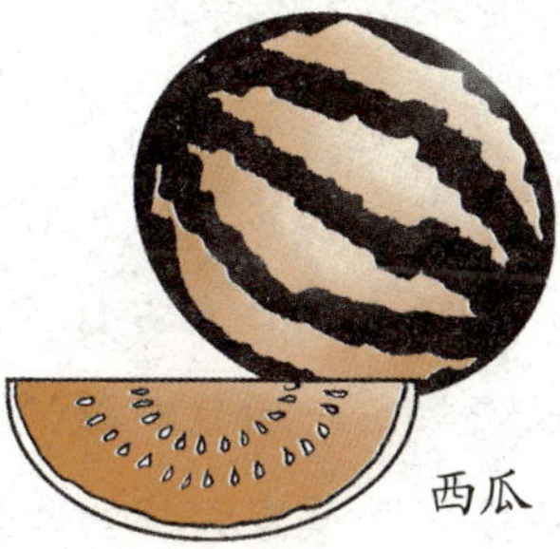

西瓜

解毒生肌：胡萝卜泥

【原料】胡萝卜1个。

【做法】洗净，捣烂如泥。敷于患处。

【功效】解火毒，生肌。用治火伤。

冻疮方

冻疮是由寒冷引起的局限性炎症损害。冻疮是冬天的常见病，据有关资料统计，我国每年有两亿人受到冻疮的困扰，其中主要是儿童、妇女及老年人。冻疮一旦发生，在寒冷季节里常较难快速治愈，要等天气转暖后才会逐渐愈合，欲减少冻疮的发生，关键在于入冬前就应开始预防。

冻疮多患于手、足、耳廓等暴露部位，初起局部皮肤呈苍白漫肿、麻木冷感，继则呈青紫色，或有斑块，边沿赤红，自觉灼痛、瘙痒。轻者10日左右自行消散；重者则疼痛加剧，可出现紫血疮，皮肤溃烂，一般收口缓慢，至天暖才愈。严重的有水疱，疱破后可形成溃疡、瘙痒和烧灼甚至痛感。

冻伤患者可采用以下食疗方进行调理。

温中祛寒：熟附片煨狗肉

【原料】熟附片6克，生姜（煨熟切片）、狗肉（切块）各150克，蒜头、花生油、精盐、黄酒各适量。

【做法】先以蒜头及花生油炝锅，放入狗肉微炒，待皮色转黄，加水适量，以大火至开后，放入熟附片、黄酒及煨姜，改用小火至狗肉熟烂，加精盐调味即可食肉。

【功效】温中祛寒。熟附片祛寒止痛，逐风寒湿邪；煨姜辛热，温中祛寒散风；狗肉咸温，有温补作用。适用于冻疮患者。

祛寒除湿：大蒜煲牛肉

【原料】大蒜（去皮衣）250克，牛肉（切块）500克，精盐、油各适量。

【做法】起油锅放入大蒜炒香后与牛肉同放入砂锅内，加水适量，先以大火烧开后改用小火，煲至牛肉熟烂后加精盐调味即成。

【功效】补益气血，祛寒除湿。大蒜辛温，祛寒除湿；牛肉甘平，补脾胃，益气血。适宜于寒湿型冻疮患者食用。

散寒止痛：小茴香粥

【原料】小茴香10～15克，粳米50克，调料适量。

【做法】将小茴香水煎取汁，加粳米煮为稀粥服食，或将小茴香3～5克研为细末，调入稀粥中服食，每日1剂。

【功效】散寒止痛，和胃理气。适合冻疮患者食用。

活血止痛：当归红花酒

【原料】当归、肉桂各60克，红花、川椒、干姜各30克，细辛15克，95°乙醇（酒精）1000毫升。

【做法】将诸药浸入乙醇（酒精）中，浸泡7日后即可。用棉签蘸药液涂擦患部，每日3～5次。

【功效】温通经络，活血止痛。适用于冻疮、痈疽等。

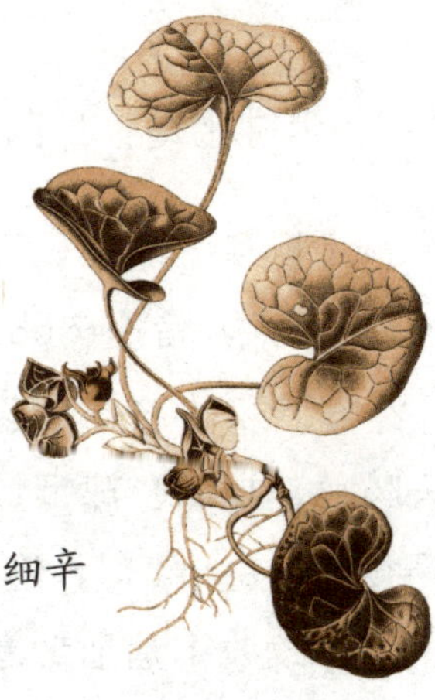
细辛

【附注】局部皮肤破损、发热、充

血、疼痛者不宜使用。注意不可入目，以免刺激疼痛甚至造成严重伤害。

养血活血：桂枝炖羊肉

【原料】肥羊肉500克，桂枝、当归各15克，干姜10克，酱油、精盐、糖、黄酒各适量。

【做法】将羊肉切块放砂锅内，加桂枝、当归、干姜、酱油、精盐、糖、黄酒及适量清水，小火炖煮。熟烂后分2次服食，每日1～2次，连服7～10日。

【功效】温经通脉，养血活血。羊肉味甘性温，益气补虚，温中暖下利脾；桂枝味辛甘性温，温经通阳，发汗解肌；当归味甘辛性温，补血活血，镇痛；干姜味辛性热，温中散寒。

解除热毒：用蛋黄油敷患处

【原料】鸡蛋1个。

【做法】将鸡蛋煮熟，取出蛋黄放在铁勺中，以小火烤熬。取析出的蛋黄油敷患处，并用纱布包扎，几天后，溃烂处即愈合结痂。

【功效】解除热毒，补阴血。用治冻疮溃烂。

消肿止痛：当归炖猪肉

【原料】当归、制首乌、红花各10克，川椒、小茴香、干姜、桂皮各5克，猪瘦肉650克，葱、辣椒、料酒、精盐、味精各适量。

【做法】将猪瘦肉洗净切块，诸药布包，加水同炖至猪肉熟后去药包，加葱、辣椒、料酒、精盐、味精等调味，再煮1～2沸，饮汤食肉，每日1剂，连续5～7日。

【功效】活血散寒，消肿止痛。适用于冻疮。

中风方

中风又称为急性脑血管疾病，是一种非外伤性而又发病较急的脑局部血液供应障碍引起神经性损害的疾病。因其发病急骤，故也称为卒中或脑血管意外。一般分为出血性和缺血性两类，属脑出血、脑血栓形成、脑梗死等范畴。临床表现为突然昏厥，不省人事，并伴有口眼㖞斜、舌强语謇、半身瘫痪、牙关紧闭或目合口张、手撒肢冷、肢体软瘫等。重者可突然摔倒、意识丧失、陷入昏迷、大小便失禁等。中医学认为，脑出血大体属于中脏、中腑范畴；脑血栓、脑梗死为中经、中络范畴，乃因患者平素气虚血亏，心、肝、肾三脏阴阳失调，或招受外邪，或内伤七情而致病。老年人易患此症。

中风患者除及时就医外，还可采用以下食疗方法进行调理。

祛风活络：黑豆独活汤

【原料】黑豆100克，独活15克。

【做法】加水500毫升，煮至黑豆开花后，将独活洗净切片放入，小火再煮20分钟，去渣取汁，分1～2次冲酒服。

【功效】益气养血，散寒止痛，祛风活络。用治脑出血后肢体强直，瘫痪，活动不便，语言障碍。

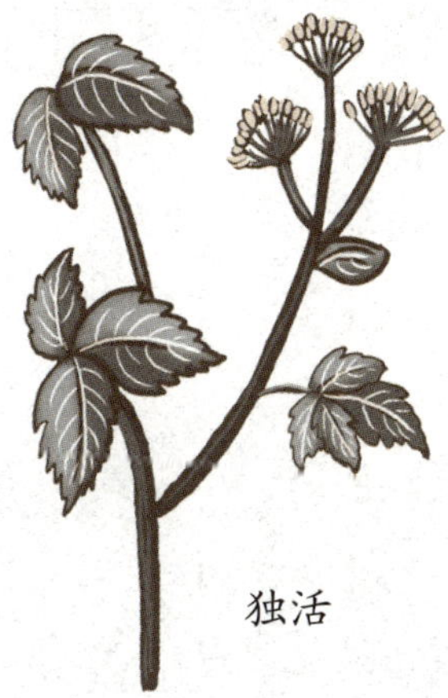

独活

祛风通络：巴豆醋糊敷脐

【原料】巴豆50克，食醋适量。

【做法】将巴豆研末，取药末约15克与食醋拌和，调成稠糊状，备用。用时取巴豆醋糊填脐孔中，上加薄姜片，放上艾炷，点燃灸之，至患者苏醒为止。

【功效】祛风通络，开窍。用治中风闭证、突然昏倒、不省人事、口噤不开、手足厥冷、面目昏暗、两手握固或大小便失禁。

祛风润肠：冬麻子粥

【原料】冬麻子30克，荆芥穗10克，薄荷叶6克，白粟米100克。

【做法】先将芥穗、薄荷叶煎汤取汁，用此汁研麻子仁，滤过后下白粟米煮粥。空腹食之。

【功效】祛风，润肠。用于治疗中风偏枯、言语謇涩、手足不遂等症。

活血通络：黄芪川芎兔肉汤

【原料】兔肉250克，黄芪60克，川芎10克，生姜、精盐各适量。

【做法】将黄芪、川芎、生姜洗净；兔肉洗净，切块，去油脂，用开水焯去血水；把全部用料一起放入锅内，加清水适量，大火煮沸后，小火煮3小时，调味即可。

【功效】补气，活血，通络。适用于中风后遗症属气虚血瘀者，症见半身不遂、口眼㖞斜、语言謇涩、下肢痿废、脉细涩等。

温经通络：黄芪桂枝粥

【原料】黄芪15克，炒白药、桂枝各10克，生姜3片，大枣5枚，大米100克。

【做法】将前四味水煎取汁，同大米、大枣同煮为稀粥服食，每日1剂，3周为1个疗程，连续2～3个疗程。

【功效】益气养血，温经通络。适用于所致的肢体麻木、半身不遂等症。

强健筋骨：活血通络酒

【原料】当归2克，秦艽5克，防风、枸杞子、桂枝、蚕沙各10克，生地黄15克，天麻20克，栗子、苍术、牛膝各50克，白酒750毫升。

【做法】将栗子炒熟，取肉备用；再将其他诸药研碎，与栗子共浸入白酒中，10日后即可饮用。每日2次，每次服10～20毫升。

【功效】补肝肾，强筋骨，补脾肾。适用于中风后遗症之半身不遂、肢体软弱、晕眩耳鸣、面色淡白等症，也可用于风寒湿痹症。

流鼻血方

鼻出血又称鼻衄，轻者鼻涕带血，重者纯血流出。如反复流鼻血，并伴有口渴、心烦等，系由阴虚燥热所致；若反复流鼻血，伴见面色少血、气短、精神困倦等，则系气虚不能摄血所致。

中医学认为，本病与肺、胃、肝、肾、脾关系较密切，常由肺、胃、肝三个脏腑邪热壅盛，迫血妄行，或肝肾阴亏，虚火动血，或脾虚失统，血不循经，而致鼻出血。

流鼻血患者可用以下食疗方进行调理。

凉血止血：莲藕血余汤

【原料】莲藕500克，白糖120克，血余炭(头发灰)适量。

【做法】将莲藕洗净切片，与白糖、血余炭(布包)水煎服。吃藕喝汤。每日1剂，连服3～4剂。

【功效】凉血止血。适用于肺热上蒸所致的鼻出血。

清热止血：旱莲草猪肝汤

【原料】旱莲草75克，猪肝35克，酱油、淀粉、精盐、味精各适量。

【做法】将猪肝洗净切片，用酱油、淀粉调匀。先取旱莲草水煎取汁，纳入猪肝片煮熟，用精盐、味精调味，每日1剂。

【功效】滋阴补肾，清热止血。适用于肾阴不足之鼻衄，症见反复发作、头晕耳鸣、腰膝酸软、鼻腔干燥灼热等。

疏风散热：茅芦饮

【原料】新鲜茅根、芦根各300克，冰糖适量。

【做法】将茅根、芦根洗净，切段，共煎清汤，加冰糖，凉后代茶饮用，每日4～5小碗。

【功效】疏风清热，凉血止血。适用于鼻出血属肺经热盛型，症见鼻中出血、点滴而出、色鲜红，鼻腔干燥热感。

滋养肝肾：枸杞芝麻粥

【原料】枸杞子30克，黑芝麻15克，红枣50克，粳米60克。

【做法】上四味常法煮粥，早晚餐服食，可以常服。

【功效】滋养肝肾。适用于鼻出血属肝肾阴虚型，症见鼻衄色红、时作时止、量不多，口干少津，头晕眼花，心悸，失眠，五心烦热。

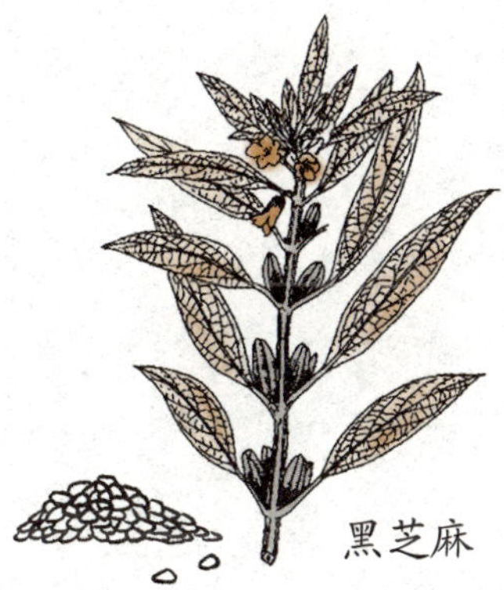
黑芝麻

摄血止血：山药糯米粥

【原料】山药30克，糯米50克，白糖适量。

【做法】上三味同置砂锅内，用小火煮至粥开汤稠，表面有粥油为度。早晚餐温热服食。可长期食用。

【功效】健脾益气，摄血止血。适用于脾不统血型鼻出血，症见鼻衄渗渗而出、色淡红、量或多或少，面色无华，饮食减少，神疲懒言。

滋阴补虚：猪皮红枣羹

【原料】猪皮500克，红枣250克，冰糖适量。

【做法】猪皮去毛洗净，加水煮炖成稠黏的羹汤，再加红枣煮熟，入冰糖。每日3次佐餐吃，每次150克，连用1周。

【功效】滋阴补虚，养血益气。适用于阴虚火旺型鼻出血。

骨折方

骨折一般是由外伤所致、骨或软骨失去完整性或连续性的损伤。饮食治疗可以促进其愈合。骨折初期，多为瘀血不散，故而食活血化瘀、消肿止痛类食物，如三七、山楂、荠菜、韭菜、螃蟹等。骨折中期，多为和血生新期，亦食补肝肾、续筋接骨的食物，如枸杞子、杜仲及各种动物的骨头等。骨折愈合较慢，或久不愈合者，多为气血不足、肝肾两亏，宜食补益气血、滋补肝肾类食物，如紫河车、桂圆肉、黑豆、鹌鹑等。

骨折患者可采用以下食疗方进行调理。

消肿活血：赤小豆竹笋汤

【原料】赤小豆、绿豆各100克，竹笋30克。

【做法】将赤小豆、绿豆、竹笋分别洗净，置于锅中，加清水500毫升，大火煮开3分钟，后转小火煮20分钟。

【功效】消肿活血，逐血利湿。适用于骨折早期，局部肿胀明显者。

强健筋骨：当归猪胫汤

【原料】当归20克，猪胫骨（粗者）500克，精盐适量。

【做法】将当归切片、猪胫骨砸成小块，连同附着的少许筋肉，一起放入锅内，加适量水，置锅上煮沸，水沸1小时（高压锅15分钟）后，加入精盐调味即可，取汤温服。每日1次或隔日1次，可连服1～2个月。

【功效】补阴血，益肝肾，强筋骨，壮腰脊。适用于骨折恢复期患者。

续接筋骨：茴香桃仁米粥

【原料】小茴香10克，桃仁20克，粳米50克。

【做法】将小茴香、桃仁洗净，炒熟，磨细末，置于锅中，加粳米，加入100毫升清水，大火煮开3分钟，后转小火30分钟即可。

【功效】续接筋骨，调气和胃。适用于骨折中期，骨折处肿胀、青紫者。

养血舒筋：壮筋补血酒

【原料】当归、枸杞子各45克，三七、杜仲、熟地黄、虎骨、木瓜、五加皮各30克，续断32克，沉香7.5克，黄芪22克，白人参、何首乌、羌活、独活各15克，西红花4.5克，冰糖250克，白酒2500毫升。

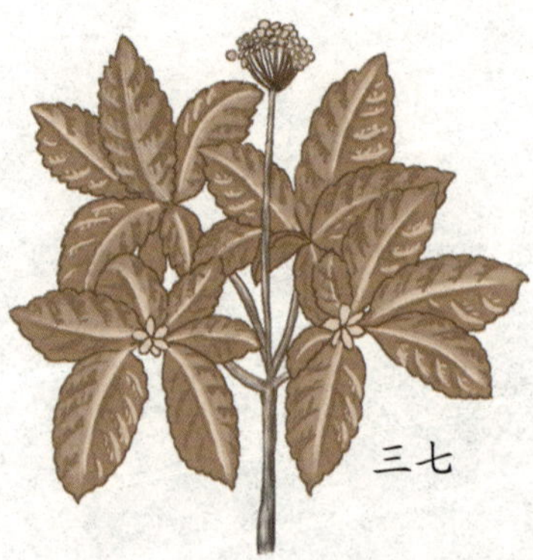

三七

【做法】将上药捣碎，与白酒同置于容器中，密封浸泡15天以上，加入冰糖溶化后即可服用。中午、晚上各1次，每次饮服30毫升。

【功效】养血舒筋，补肾壮骨，祛风利湿。适用于骨折整复后，筋骨虚弱无力者。

养血生新：狗肉母鸡汤

【原料】狗肉500克，母鸡1只，黄酒、姜、葱、精盐各适量。

【做法】狗肉洗净切成小块，母鸡宰杀洗净，切成小块，姜切片，葱切碎。将狗肉、鸡肉同置于锅中，加适量清水，大火烧开，撇去浮沫，加入黄酒、姜、葱、食盐，大火煮开3分钟，后转小火20分钟。

【功效】益肾温阳，养血生新。适用于骨折后期，愈合迟缓者。

续接筋骨：猪骨粳米粥

【原料】猪骨500克，粳米50克。

【做法】将猪骨洗净剁碎，置于锅中，加清水500毫升，煮开，撇去浮沫，再煮20分钟，去骨去油，取其汁。将汁置于锅中，加清水500毫升，加粳米，煮成粥，分次食用。

【功效】续接筋骨，益脾胃。适用于骨折后期，伴腰膝酸痛、纳差、气短者。

醉酒方

醉酒是因一次大量饮酒或酒精饮料而引起的中枢神经系统兴奋或抑制状态。表现为不同程度的兴奋和激动，失去约束力、行为异常、多语和发音不清、运动和步态失调、激越、困倦，严重患者可出现木僵和昏迷。醉酒者可用以下的食疗方进行醒酒。

醒酒催眠：蜂蜜柠檬水

【原料】蜂蜜500克，柠檬1个，精盐适量。

【做法】柠檬用水打湿，表面抹上一层精盐，轻轻摩擦片刻，用水冲洗干净，并切去柠檬两头。柠檬切成两半，再切成薄片，以一层柠檬、一层蜂蜜的方式放入干净的玻璃瓶或者密封瓶中。拧紧瓶盖，放入冰箱中冷藏5～7日即可冲调。

【功效】酒后头痛喝点蜂蜜水能有效减轻酒后头痛症状，这是因为蜂蜜中含有一种特殊的果糖，可以促进酒精的分解吸收，减轻头痛症状，尤其是红酒引起的头痛。另外蜂蜜还有催眠作用，能使人很快入睡，并且第二天起床后也不头痛。

酒后反胃：吃葡萄

【原料】新鲜葡萄200克。

【做法】将葡萄洗净即可食用。

【功效】滋阴补血，通利小便。新鲜葡萄中含有丰富的酒石酸，能与酒中乙醇相互作用形成酯类物质，降低体内乙醇浓度，达到解酒目的。同时，其酸酸的口味也能有效缓解酒后反胃、恶心的症状。如果在饮酒前吃葡萄，还能有效预防醉酒。

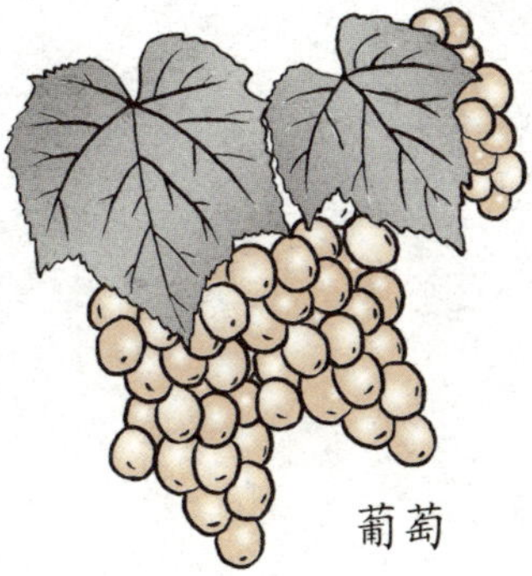

葡萄

健胃利尿：芹菜汁

【原料】鲜芹菜150克，白糖适量。

【做法】芹菜洗净后切成小段；放入榨汁机内榨汁，加白糖调味即成。

【功效】健胃利尿。适合酒后胃肠不适、颜面发红者饮用。